Solved Question Bank (In Hindi)

कम्युनिटी हेल्थ नर्सिंग–I

(Community Health Nursing–I)

For GNM Students
Previous 5 Years Question Papers

Solved Question Bank (In Hindi)

कम्युनिटी हेल्थ नर्सिंग–I

(Community Health Nursing–I)
For GNM Students
Previous 5 Years Question Papers

Second Edition

Arjita Sengar PhD(N) MSc(N) BSc(N)
Professor
Vivekananda College of Nursing
Lucknow, Uttar Pradesh
India

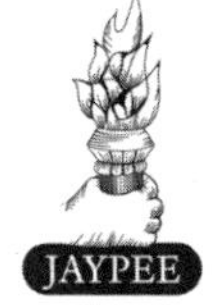

JAYPEE

JAYPEE BROTHERS MEDICAL PUBLISHERS
The Health Sciences Publisher
New Delhi | London

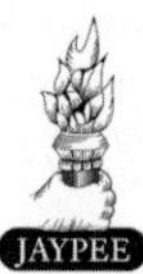

Jaypee Brothers Medical Publishers (P) Ltd

Headquarters
Jaypee Brothers Medical Publishers (P) Ltd
EMCA House, 23/23-B
Ansari Road, Daryaganj
New Delhi 110 002, India
Landline: +91-11-23272143, +91-11-23272703
+91-11-23282021, +91-11-23245672
Email: jaypee@jaypeebrothers.com

Corporate Office
Jaypee Brothers Medical Publishers (P) Ltd
4838/24, Ansari Road, Daryaganj
New Delhi 110 002, India
Phone: +91-11-43574357
Fax: +91-11-43574314
Email: jaypee@jaypeebrothers.com

Overseas Office
J.P. Medical Ltd
83, Victoria Street, London
SW1H 0HW (UK)
Phone: +44 20 3170 8910
Fax: +44 (0)20 3008 6180
Email: info@jpmedpub.com

Website: www.jaypeebrothers.com
Website: www.jaypeedigital.com

कम्युनिटी हेल्थ नर्सिंग–I *[Solved Question Bank (In Hindi): Community Health Nursing–I]*

First Edition: 2015

Second Edition: **2024**

ISBN: 978-93-5696-531-7

Printed in India at Sterling Graphics Pvt. Ltd.

प्रस्तावना दूसरा संस्करण

नर्सिंग एक ऐसा प्रोफेशन है, जिसमें निरंतर कई प्रकार के कौशल एवं ज्ञान की वृद्धि दिन प्रतिदिन बढ़ रही है। जी.एन.एम. एक ऐसा कोर्स है जो इससे सक्रिय रूप से प्रभावित होता है। मेरी हमेशा से यही कोशिश रही है कि इन छात्रों के लिए नर्सिंग की शिक्षा को जितना सरलता से पढ़ाया जाए, उतना ही इनको लाभ होगा।

उत्तर भारतीय भाषा को ध्यान में रखते हुए एवं प्रथम संस्करण की सफलता के बाद इस संस्करण को पुनः प्रकाशित किया जा रहा है।

इस संस्करण में भी हमनें पुराने संस्करण के मूल को कायम रखा है, जैसे सरल हिन्दी भाषा, आवश्यक अंग्रेजी शब्दों का उपयोग तथा इंडियन नर्सिंग कौंसिल के प्रस्तावित पाठ्यक्रम के अनुरूप का पालन करना।

इस संस्करण में हिन्दी भाषी राज्यों द्वारा की जाने वाली परीक्षा के पिछले पाँच वर्षों के पेपर को हल किया गया है तथा साथ ही विगत दस वर्षों में हुई परीक्षाओं के प्रश्नों को Short notes, Long notes, MCQ's, Fill in the blanks एवं True or False के रूप में सम्मिलित किया गया है, ताकि छात्रों के पास पिछले पाँच वर्षों के प्रश्नपत्रों का कोष रहे एवं प्रत्येक परीक्षा में वे अधिक से अधिक लाभांन्वित रहें।

इस पुस्तक को लिखने का मुख्य उद्देश्य है, कि छात्रों को एक ही पुस्तक में सभी समस्याओं का सरल एवं उचित हल मिले तथा उन्हें परीक्षा उत्तीर्ण करने में कोई परेशानी न हो।

अर्जिता सेंगर

प्रस्तावना पहला संस्करण

मुझे अत्यंत खुशी है कि मुझे यह सौभाग्य मिला कि मैं GNM के छात्रों के लिए 'कम्युनिटी हेल्थ नर्सिंग-I' के हल प्रश्न पत्र, हिन्दी भाषा में प्रस्तुत कर सकूँ।

GNM छात्रों को पढ़ाने के दौरान मैंने पाया कि इन छात्रों के लिए हिन्दी भाषा में ऐसे हल प्रश्न पत्र उपस्थित नहीं हैं, जो उन्हें परीक्षा में आने वाले प्रश्नों का सही उत्तर प्रदान कर सके। इसी बात को ध्यान में रखकर मैंने हिन्दी में ली जाने वाली परीक्षा के प्रश्न हल किए तथा उन्हें पुस्तक के रूप में प्रस्तुत किया। इस पुस्तक में प्रश्नों के उत्तर इस प्रकार दिए गए हैं, कि यह न सिर्फ Indian Nursing Council (INC) द्वारा प्रस्तावित पूर्ण पाठ्यक्रम को कवर करे, बल्कि साथ ही यह प्रत्येक राज्य में हिन्दी भाषा में होने वाली GNM की परीक्षा में भी छात्रों को लाभान्वित कर सके।

इस पुस्तक को लिखते समय इस बात पर विशेष ध्यान दिया गया है कि इसकी भाषा सरल हिन्दी में हो। साथ ही तकनीकी एवं चिकित्सकीय शब्दों के लिए अंग्रेजी का भी प्रयोग किया गया है। परीक्षा के हल प्रश्नों के अलावा, परीक्षा में संभावित, आवश्यक एवं अतिरिक्त प्रश्नों को भी इस पुस्तक में Short notes, Long notes, MCQs, Fill in the blanks एवं True or False के रूप में सम्मिलित किया गया है, ताकि यह छात्रों को सहायता प्रदान कर सके एवं परीक्षा की तैयारी करते समय, सभी प्रश्नों के उत्तर एक ही पुस्तक में मिल जाए।

इस पुस्तक को लिखते समय GNM छात्रों की आश्यकताओं पर विशेष ध्यान दिया गया है तथा इसे पूरे ध्यान एवं सतर्कता के साथ पूरा किया गया है।

अर्जिता सेंगर

अभिस्वीकृति

इस पुस्तक को पूरा करना मेरे अकेले की उपलब्धि नहीं है। ऐसे कई लोग हैं, जिनके बिना इस पुस्तक का पूरा होना संभव नहीं था। इस पुस्तक को पूरा करने में कई लोगों ने प्रत्यक्ष एवं अप्रत्यक्ष रूप से मेरी सहायता की एवं मुझे अपना सहयोग दिया। इस कार्य को पूरा करने में कुछ विशेष लोगों का आशीर्वाद, प्यार, प्रोत्साहन एवं मार्गदर्शन मिला, जिन्हें मैं दिल से धन्यवाद करना चाहती हूँ।

सबसे पहले मैं उस परमपिता परमेश्वर का धन्यवाद करना चाहूँगी जिनका आशीर्वाद सदा मेरे ऊपर रहता है तथा जो मुझे जीवन में अच्छे एवं बुरे समय में आगे बढ़ते रहने का साहस देते हैं।

मैं धन्यवाद करना चाहती हूँ मेरे पिताश्री एसके सिंह जी का, मेरी माँ श्रीमती अरूणलता सिंह जी का एवं मेरी सास श्रीमती नमिता यादव जी का जिनका आशीर्वाद हमेशा मेरे साथ रहता है तथा जो हमेशा यह कामना करते हैं, कि मुझे जीवन में सफलता मिले।

मैं Vivekananda Polyclinic and Institute of Medical Sciences, Lucknow के सेक्रेटरी स्वामी मुक्तिनाथानंद की अत्यंत आभारी हूँ जिनके सहयोग एवं मार्गदर्शन से इस पुस्तक का कार्य सरलता से संभव हो पाया।

मैं अपने GNM छात्रों की भी आभारी हूँ, जिनकी आवश्यकता एवं जिज्ञासा ने मुझे यह विचार दिया कि मैं उनके लिए यह पुस्तक लिखूं। उनके बिना इस पुस्तक का अस्तित्व संभव नहीं है।

इस पुस्तक को यहाँ तक पहुँचाना कदापि संभव न हो पाता, यदि मेरे पति श्री अंकित यादव ने मेरा साथ न दिया होता। उनके निरंतर प्रोत्साहन, सहयोग एवं विश्वास के कारण ही मैं यह कार्य पूरा करने में सक्षम रही।

मैं मेसर्स जेपी ब्रदर्स मेडिकल पब्लिशर्स (प्रा.) लिमिटेड, नई दिल्ली, की पूरी टीम की बहुत आभारी हूं जिन्होंने मेरी मदद की और मार्गदर्शन किया। श्री जितेंदर पी विज (ग्रुप चेयरमैन), श्री अंकित विज (मैनेजिंग डायरेक्टर), श्री एम.एस. मनी (ग्रुप प्रेसिडैन्ट), डॉ मधु चौधरी (डायरेक्टर–एजुकेशन पब्लिशिंग), सुश्री पूजा भंडारी [डायरेक्टर–प्रोडक्शन (बुक्स और जर्नल)], सुश्री सुनीता काटला (एग्जीक्युटिव असिस्टेंट, ग्रुप चेयरमैन और पब्लिशिंग मैनेजर), श्री अजय कुमार शर्मा [डिप्टी जनरल मैनेजर (बुक्स और जर्नल)], सुश्री समीना खान (एग्जीक्युटिव असिस्टेंट, डायरेक्टर–एजुकेशन पब्लिशिंग), सुश्री जितिका रॉयल (कंटेंट स्ट्रेटेजिस्ट–नर्सिंग), श्री राजेश शर्मा (प्रोडक्शन कोऑर्डिनेटर), सुश्री सीमा डोगरा (कवर विजुअलाइज़र), नेहा वर्मा (ग्राफिक डिजाइनर), श्री मिथिलेश सिंह (प्रुफ़रीडर), श्री महेश चन्द जोशी (टाईपसेटर) और उनकी टीम के सदस्यों को इस प्रोजेक्ट में काम करने और इसे सफल बनाने के लिए उनके पूरे सहयोग के लिए धन्यवाद। उनके सहयोग के बिना मैं यह प्रोजेक्ट पूरा नहीं कर पाती।

अनुक्रमाणिका

SOLVED PAPERS

OTHER IMPORTANT QUESTIONS

Solved Papers

COMMUNITY HEALTH NURSING–I

November 2023

Course: General Nursing and Midwifery   **Year:** First
Subject: Community Health Nursing-I   **Code:** 4504
Time: 3 hours   **M. Marks:** 75

---

1. Four options of answer of each question are given, only one option is correct. Choose and write only the correct option. **(1 × 5 = 5)**

1.1 **What is Vitamin B5 also known as?**
विटामिन बी5 को किस नाम से भी जाना जाता है?
(a) Pantothenic acid (पेंटोथेनिक एसिड)
(b) Pyridoxine (पाइरिडोक्सिन)
(c) Biotin (बायोटिन)
(d) Niacin (नियासिन)
उत्तर: (a) Pantothenic acid (पेंटोथेनिक एसिड)   1

1.2 **Trachoma is a disease of:**
ट्रेकोमा एक बीमारी है:
(a) Ear (कान)
(b) Trachea (श्वासनली)
(c) Teeth (दांत)
(d) Eyes (आंखें)
उत्तर: (d) Eyes (आंखें)   1

1.3 **Schick test is done to find out:**
स्किक परीक्षण यह पता लगाने के लिए किया जाता है
(a) Mumps (कण्ठमाला)
(b) Measles (खसरा)
(c) Diphtheria (डिप्थीरिया)
(d) Influenza (इन्फ्लूएंजा)
उत्तर: (c) Diphtheria (डिप्थीरिया)   1

1.4 **Who is the founder of Sulabh Sauchalay?**
सुलभ शौचालय के संस्थापक कौन हैं?
(a) Raja Ram Mohan Rai (राजा राम मोहन राय)
(b) Bindeshwar Pathak (बिंदेश्वर पाठक)

(c) Kamla Pathak (कमला पाठक)
(d) Ford Foundation (फोर्ड फाउंडेशन)
उत्तर: (b) Bindeshwar Pathak (बिंदेश्वर पाठक)   1

1.5   **Kwashiorkor is caused due to deficiency of ....**
क्वाशियोरकर किसकी कमी के कारण होता है?
(a) Vitamin (विटामिन)
(b) Fat (मोटा)
(c) Carbohydrate (कार्बोहाइड्रेट)
(d) Protein (प्रोटीन)
उत्तर: (d) Protein (प्रोटीन)   1

2.   **Choose right and wrong in the following statements. ($1 \times 5 = 5$)**

2.1   **The head quarter of INAI in New Delhi.**
INAI का मुख्यालय नई दिल्ली में है।
उत्तर: सही   1

2.2   **World AIDS Day celebrated on 7th December.**
7 दिसंबर को विश्व एड्स दिवस मनाया जाता है।
उत्तर: गलत   1

2.3   **RCH and CSSM are the parts of MCH.**
आरसीएच और सीएसएसएम एमसीएच के भाग हैं।
उत्तर: सही   1

2.4   **Deficiency of iron cause goiter.**
आयरन की कमी से धेंघा रोग होता है।
उत्तर: गलत   1

2.5   **A food is adulterated if it contains any poisonous ingredient.**
किसी भोजन में कोई जहरीला तत्व होने पर उसे मिलावटी माना जाता है।
उत्तर: सही   1

3.   **Fill up the blanks. ($1 \times 5 = 5$)**

3.1   **Full form of M.I.B. is ....**
एम.आई.बी. का पूर्ण रूप है....
उत्तर: Medical information bureau   1

3.2   **Deficiency of vitamin C cause ....**
विटामिन सी की कमी का कारण........
उत्तर: Scurvy   1

3.3 **Xerophthalmia is caused by deficiency of ....**
जेरोपथाल्मिया .... की कमी के कारण होता है।
उत्तरः Vitamin A   1

3.4 **BMI stands for ....**
बीएमआई का मतलब है...
उत्तरः Basal Metabolic Rate   1

3.5 **Dengue is caused by ....**
डेंगू .... के कारण होता है।
उत्तरः Dengue Virus   1

4. **Write short notes on any 4 of the following.**

4.1 **Explain small scale purification of water.** जल के छोटे पैमाने पर शुद्धिकरण की व्याख्या करें।
उत्तरः लघु स्तर पर पानी के शुद्धिकरण की विधि

(Method of water purification at small scale)

1. **उबालना (Boiling)**
    - घर में जल के शुद्धीकरण का यह सबसे सरल उपाय है। पानी को 5 से 10 मिनट तक अच्छे से उबालना चाहिए तथा बर्तन में ढ़क कर रखना चाहिए।
    - उबालने से न सिर्फ पानी के रोगजनक जीवाणु (Pathogenic bacteria) समाप्त हो जाते हैं, अपितु यह पानी की कठोरता (Hardness) को भी समाप्त कर देता है।

2. **घरेलू फिल्टर (Domestic filter)**
    घरेलू फिल्टर, घर में उपस्थित साफ कपड़े से लेकर बाजार से खरीदे व्यावसायिक फिल्टर तक किसी के भी प्रयोग को कहते हैं।

    i. **कपड़े का फिल्टर (Filter using cloth)**
        - जल को शुद्ध करने का सबसे सरल उपाय है उसे महीन कपड़े या प्लास्टिक की छलनी से छान कर प्रयोग करना।
        - इस प्रकिया द्वारा जल की भौतिक अशुद्धियाँ (Physical impurities) ही दूर होती हैं। यह जैविक अशुद्धियों (Biological impurities) जैसे जीवाणु आदि को समाप्त करने में असमर्थ विधि है।

    ii. **सिरेमिक फिल्टर (Ceramic filter)**
        - इस प्रकार के फिल्टर में सिरेमिक (Ceramic) की एक परत होती है, जिसमें असंख्य महीन छिद्र होते है। इस परत द्वारा पानी छन कर संग्रहण कक्ष (Storage chamber) में चला जाता है।

- यह भौतिक एवं जैविक अशुद्धियों को समाप्त करने में सहायता करता है।
- यह विषाणु संक्रमण (Viral infection) के कारकों को रोकने में असक्षम होता है।

iii. अल्ट्रावायलेट फिल्टर (Ultraviolet filter)

अल्ट्रावायलेट फिल्टर से गुजरते समय जल को चार प्रक्रियाओं से गुजरना पड़ता है। यह प्रकियाएँ हैं–

1. **प्री-फिल्टर (Pre filter):** इसमें भौतिक अशुद्धियों जैसे कण, मिट्टी, गंदगी आदि को दूर किया जाता है।
2. **एक्टिवेटेड कार्बन (Activated carbon):** यह जल में प्रस्तुत रंग, गंध एवं जैविक अशुद्धियों को दूर करने में सहायता प्रदान करता है।
3. **अल्ट्रावायलेट चेम्बर (Ultraviolet chamber):** इस प्रकिया में जल में उपस्थित रोगजनक जीवाणु एवं विषाणु (Pathogenic bacteria and virus) को समाप्त कर दिया जाता है।
4. **इलेक्ट्रॉनिक मानीटरिंग प्रणाली (Electronic monitoring technique):** यह शुद्धिकरण की पूरी प्रक्रिया को मॉनीटर करता है।

3. रासायनिक प्रक्रियाएँ (Chemical method)

विभिन्न रासायनिक पदार्थों के प्रयोग से घर पर सुरक्षित तरीके से पानी को शुद्ध किया जा सकता है। यह पदार्थ इस प्रकार हैं–

- **फिटकरी (Alum):** यह सबसे पुराना एवं सबसे अधिक प्रयोग किया जाने वाला रासायनिक पदार्थ है। इसे थोड़ी सी मात्रा में प्रयोग कर पानी का शुद्धिकरण किया जा सकता है।
- **ब्लीचिंग पाउडर (Bleaching powder):** ब्लीचिंग पाउडर के प्रयोग से पहले पानी की भौतिक अशुद्धियों को दूर करें। फिर 1000 लीटर पानी में 2.5 ग्राम ब्लीचिंग पाउडर के अनुपात का प्रयोग कर पानी को आवश्यकतानुसार शुद्ध करें।
- **क्लोरीनेशन (Chlorination):** क्लोरीनेशन बड़े एवं छोटे दोनों स्तरों पर किया जाता है। घरेलू स्तर पर क्लोरीनेशन करने के लिए बाजार में क्लोरीन (chlorine) की गोली एवं ड्राप (drop) मिलती है। 0.5 ग्राम की एक गोली 20 लीटर पानी को विसंक्रमित (disinfect) कर सकती है तथा चार बूँद क्लोरीन की 10 लीटर पानी को।
- **आयोडीन (Iodine):** यह घरेलू रूप से जल शुद्धिकरण में बहुत कम प्रयोग किया जाता है। इमरजेन्सी में आयोडीन का प्रयोग शुद्धिकरण के लिए किया जा सकता है। इथानोल (Ethanol) 2% की 2 बूंद एक लीटर पानी को शुद्ध एवं विसंक्रमित कर सकता है।

4.2   Write levels of prevention of disease. रोग की रोकथाम के स्तर लिखिए।

उत्तरः रोकथाम के चार स्तर होते हैं (Four level of Prevention)

1. **प्रारम्भिक या प्राइमोडियल रोकथाम (Primodial prevention)**

   इस स्तर पर रोग की उत्पत्ति होने या होने के जोखिम (risk) से भी पहले से रोकथाम की शुरूआत कर दी जाती है। जैसे बच्चों को हानिकारक जीवनशैली अपनाने से रोकना।

2. **प्राथमिक रोकथाम (Primary prevention)**

   इस स्तर में रोग प्रारम्भ होने से पूर्व ही कार्यवाही की जाती हैं, जिससे रोग होने की सम्भावना नहीं रहे। इस स्तर पर रोगों की रोकथाम हेतु प्रतिरक्षण, पोषण स्तर में सुधार, दुर्घटनाओं से बचाव इत्यादि के प्रयत्न शामिल है। उदाहरण—टीकाकरण

3. **द्वितीयक रोकथाम (Secondary prevention)**

   इस स्तर पर रोग निवारण में वह कार्यवाही सम्मिलित है जो रोग की वृद्धि को, रोग की प्रारम्भिक अवस्था में रोककर जटिलताओं से बचाव करती है, क्योंकि प्राथमिक स्तर पर सभी रोगों का निवारण संभव नहीं है। उदाहरण— स्वास्थ्य सेवाएँ (Health care services)

4. **तृतीयक रोकथाम (Tertiary prevention)**

   रोग प्रक्रिया प्रारम्भ होने के उपरान्त भी रोग निवारण के इस स्तर पर, रोग को सीमित रखना अथवा रोग को नियंत्रित कर पाना संभव नहीं है। इस स्तर में वह उपाय या कार्यवाही सम्मिलित है जिनके द्वारा क्षति एवं असमर्थता (Injury and disability) को न्यूनतम रखा जा सके। उदाहरण—पुनर्वास (Rehabilitation)

4.3   Roles and functions of community health nurse in family health service. पारिवारिक स्वास्थ्य सेवा में सामुदायिक स्वास्थ्य नर्स की भूमिकाएँ और कार्य।

उत्तरः मातृत्व एवं शिशु स्वास्थ्य में नर्स की भूमिका—

1. **प्रत्यक्ष स्वास्थ्य देखभाल देना (Giving direct health care)**

   वह समुदाय में जाकर जरूरतमंद स्त्री एवं बच्चों को प्रत्यक्ष स्वास्थ्य सेवा एवं देखभाल प्रदान करती है। इसमें वह निम्नलिखित जरूरी सेवाएँ प्रदान करती हैं—

   - आवश्यक प्रसव पूर्व देखभाल। (Essential antenatal care)
   - इमरजेन्सी प्रसव संबंधी देखभाल। (Emergency obstetrical care)
   - अन्तः प्रसव देखभाल। (Care during intranatal period)
   - प्रसवोत्तर माँ एवं बच्चे की जरूरी देखभाल। (Postnatal care of mother and neonatal care)

2. **प्रबंधकीय भूमिका (Managerial role)**
   - प्रसूति ग्रह का संगठन एवं प्रबंधन करना।
   - मातृत्व एवं शिशु संबंधित सामुदायिक गतिविधियों में भाग लेना।
   - मातृत्व एवं शिशु सुरक्षा संबंधी शिक्षण प्रदान करना।
   - मातृत्व एवं शिशु स्वास्थ्य सेवाओं के अनुसंधान कार्य में सहायता करना।
   - अपनी टीम के कार्य का निर्धारण एवं वितरण करना।
   - बहुक्षेत्रीय संस्थानों से सहयोग एवं सहायता प्राप्त करना।

3. **शिक्षक की भूमिका (Role of teacher/educationist)**
   - माँ और उसके परिवार को गर्भावस्था, प्रसव एवं प्रसवोपरान्त (Pregnancy labor and postnatal period) की जाने वाली देखभाल के बारे में शिक्षित करना।
   - दाइयों एवं आशा को व्यक्तिगत एवं सामूहिक रूप से स्वास्थ्य शिक्षा प्रदान करना।
   - मातृत्व एवं शिशु स्वास्थ्य संबंधित कार्यक्रमों का प्रचार करना।
   - स्वास्थ्य टीम के सदस्यों को समय-समय पर प्रशिक्षण प्रदान करना।

4.4   Air pollution and its effects on health.

वायु प्रदूषण और स्वास्थ्य पर इसका प्रभाव।

उत्तर: वायु प्रदूषण (Air pollution) शहरीकरण और औद्योगिक वृद्धि के कारण वातावरण प्रदूषित हो गया है। बड़े शहरों में वाहनों का बढ़ता हुआ यातायात प्रदूषण का मुख्य कारण है। इसके अन्य कारण हैं दो स्ट्रोक इंजन, पुराने वाहन, यातायात की भीड़, बुरी सड़कें, पुरानी हो चुकी स्वचालित तकनीकें।

वायु प्रदूषण के स्वास्थ पर प्रभाव (Effects of air pollution on health)

1. **श्वसन की समस्याएँ (Respiratory problem)**
   वायु प्रदूषण का सबसे बड़ा दुष्प्रभाव हमारे श्वसन तंत्र (Respiratory system) पर पड़ता है। कार्बन डाईऑक्साइड, कार्बन मोनोऑक्साइड, नाइट्रोजन आदि गैसें हमारे फेफड़ों से होते हुए शरीर में जाती हैं तथा विभिन्न परेशानियाँ पैदा करती हैं जैसे उल्टी, सिर दर्द, आँखों में जलन आदि।

2. **कैंसर की संभावना (Risk for Cancer)**
   प्रदूषित वायु में कई तरह के जहरीले तत्व पाए जाते हैं जिनसे कैंसर जैसी खतरनाक बीमारियाँ हो सकती हैं। जैसे फेफड़ों का कैंसर।

3. **त्वचा की समस्याएँ (Skin problems)**
   प्रदूषण के कारण निकली कुछ रासायनिक गैसें वायुमंडल में पहुँच कर ओजोन लेयर की मात्रा को घटा देती हैं जिससे यह कमजोर पड़ जाता है तथा त्वचा से संबंधित रोग होते हैं।

4. **ऑक्सीजन की कमी** (Deficiency of oxygen)

   हमारे वायुमण्डल में वायु प्रदूषण के कारण आक्सीजन के स्तर में कमी आती है जो श्वसन में बाँधा उत्पन्न करती है।

5. धूल और प्रदूषण के कारण लोगों की याद्दाशत कमजोर हो सकती है।

6. वायु प्रदूषण में साँस लेने से तनाव बढ़ सकता है। प्रदूषण के कारण शरीर में स्ट्रेस हार्मोन का स्राव होता है, जो मानसिक स्वास्थ्य पर बुरा प्रभाव डाल सकता है।

7. वायु प्रदूषण के बीच रहने से लोगों में निराशा और असंतोष की भावनाएं आ सकती है, जिसके कारण मानसिक स्वास्थ्य पर खराब असर पड़ता है।

8. वायु प्रदूषण का असर नींद पर पड़ता है, जिससे व्यक्ति अनिंद्रा का शिकार हो जाते हैं।

4.5 **Characteristic of good housing. अच्छे आवास की विशेषता।**

उत्तरः अच्छे आवास की विशेषताएँ (Characteristic of good housing)

- अच्छा आवास भौतिक सुरक्षा (Physical protection) तथा छत (Shelter) प्रदान करता है।

- इसमें खाना बनाने, खाने, धुलाई करने तथा मल मूत्र त्यागने के उपयुक्त व्यवस्था होती है।

- यह इस प्रकार बनाया जाता है कि लोगों को फैलने वाली बीमारियों से बचा सके।

- यह शोर एवं प्रदूषण से सुरक्षा प्रदान करता है।

- यह अपने आस–पास की जगह से थोड़ा ऊँचा होना चाहिए।

- इसके आस पास मक्खी या मच्छर के प्रजनन की जगह न हो।

- जमीन का पानी 10 फीट से नीचे हो।

- घर में रोशनी और वेंटिलेशन के लिए अच्छी व्यवस्था होनी चाहिए।

- फर्स पक्का होना चाहिए तथा ठोस (impermeable), साफ और सूखा होना चाहिए।

- फर्स में क्रेक या छेद नहीं होने चाहिए वर्ना वहाँ कीड़े-मकोड़े या चूहे हो सकते हैं।

- दीवारें मजबूत होनी चाहिए, सभी मौसम के प्रति रेसिस्टेंट (Resistance) होनी चाहिए।

- छत 10 फुट (3 मीटर) से कम मोटी नहीं होनी चाहिए।

- घर में कमरे घर के सदस्यों के अनुसार होने चाहिए।

- प्रत्येक कमरे में कम से कम 2 खिड़की अवश्य होनी चाहिए तथा खिड़कियाँ जमीन से 3 फीट ऊपर होनी चाहिए।

- दिन में प्राकृतिक रोशनी आने का प्रावधान होना चाहिए।

- रसोई अलग से होनी चाहिए जिसमें पर्याप्त रोशनी, धुंआ निकलने की जगह, पानी की सप्लाई तथा बरतन धोने का प्रबंधन होना चाहिए।

4.6   Classification of food. भोजन का वर्गीकरण

उत्तर: वर्ष 2020 की प्रश्न संख्या 4.5 देखें।

5.   Answer in details of any 4 of the following.

5.1   Define health. Write about the new philosophy of health. Explain in detail about the dimensions of health.

स्वास्थ्य को परिभाषित करें स्वास्थ्य के नये दर्शन के बारे में लिखें। स्वास्थ्य के आयामों के बारे में विस्तार से बताएं।

उत्तर: वर्ष 2020 की प्रश्न संख्या 5.1 देखें।

स्वास्थ्य के नये दर्शन (New philosophy of health)

- स्वास्थ्य एक भौतिक मानव अधिकार है।
- स्वास्थ्य उत्पादक जीवन का सार है तथा चिकित्सकीय देखभाल पर खर्चा करते रहने का परिणाम नहीं है।
- स्वास्थ्य एक अंतरक्षेत्रीय आयाम (Intersectoral dimension) है।
- स्वास्थ्य विकास का एक अभिन्न अंग है।
- स्वास्थ्य उत्तम जीवन का एक केन्द्रिय आयाम है।
- व्यक्ति, राज्य, देश तथा अन्य देश, सभी स्वास्थ्य के लिए जिम्मेदार हैं।
- स्वास्थ्य एवं उसकी देखभाल एक बड़ा सामाजिक निवेश है।
- स्वास्थ्य एक विश्वव्यापी सामाजिक गोल है।

5.2   Define rubella. Write about the causative agent and mode of transmission. Explain about the prevention of rubella.

रूबेला को परिभाषित करें प्रेरक एजेंट और संचरण के तरीके के बारे में लिखें। रूबेला से बचाव के बारे में बताएं।

उत्तर: रुबेला (Rubella)

रुबेला एक वायरस है जो कि जर्मन खसरा, तीन दिवसीय खसरा और महामारी रोजोला के नाम से भी जाना जाता है। यह अधिकतर बच्चों या युवा वयस्कों को प्रभावित करता है।

- इसका कारण रुबेला वायरस होता है।
- यह वायरस एक व्यक्ति से दूसरे व्यक्ति में फैलता है। यह वायरस तब फैलता है जब नाक या गले से कोई संक्रमित व्यक्ति खाँसता या छीकता है (Droplet infection)/दूषित श्लेष्मा (Contaminated mucus) के सीधे संपर्क में आने से भी फैल सकता है। यह गर्भवती महिलाओं से उनके अजन्मे बच्चों को रक्तप्रवाह के माध्यम से भी प्रेषित किया जा सकता है।

रुबेला की रोकथाम (Prevention of rubella)

1. **खसरा, कण्ठमाला और रुबेला (Measles, mumps, rubella) का टीका**
   - यह रुबेला से बचने का सबसे अच्छा तरीका है। इस बीमारी से बचने के लिए समय-समय पर वैक्सीन के booster लेने की जरूरत होती है।

2. **विशेष परिस्थितियाँ (Special circumstances)**
   कुछ परिस्थितियों में 6 महीने से अधिक उम्र के बच्चों को भी एम एम आर (MMR) वैक्सीन की खुराक दी जा सकती है जैसे:
   - यदि आपके क्षेत्र में रुबेला का प्रकोप है।
   - रुबेला के संपर्क में आना
   - जहाँ रुबेला फैला हुआ है वहाँ यात्रा करने की योजना बना रहे हैं।

3. **अलगाव (Isolation)**
   रुबेला से बचाव के लिए संक्रमण वाले व्यक्ति से दूरी बनाकर रखें। किसी संक्रमित व्यक्ति को सामान्य गतिविधियों पर लौटने के लिए कुछ दिनों से लेकर कुछ हफ्तों तक अलग रखा जाना चाहिए।

4. **स्वच्छता और साफ सफाई का अभ्यास करें (Practicing cleanliness)**
   रुबेला से बचाव के लिए खुद को साफ और संक्रमण से मुक्त रखें। इन बातों का विशेष ध्यान रखें–
   - जितना हो सके अपनी नाक और मुँह को छूने से बचें।
   - खाँसते और छीकतें समय टिशू पेपर का प्रयोग करें।
   - हमेशा सेनिटाइजर का प्रयोग करें।

5. गर्भवती महिला को गर्भ धारण करने से पहले रुबेला का टीकाकरण कराना, यदि आवश्यक हो तो।

5.3 Define primary health center. Write the essential elements of primary health care. Explain about the principles of primary health care.

प्राथमिक स्वास्थ्य केन्द्र को परिभाषित करें। प्राथमिक स्वास्थ्य देखभाल के आवश्यक तत्व लिखिए। प्राथमिक स्वास्थ्य देखभाल के सिद्धांतों के बारे में बताएं।

उत्तरः वर्ष 2020 की प्रश्न संख्या 5.6 देखें।

5.4 Explain about the purpose of family health records. Describe about the family folder.

पारिवारिक स्वास्थ्य रिकॉर्ड के उद्देश्य के बारे में बताएं। फैमिली फोल्डर के बारे में बताएं।

उत्तरः पारिवारिक स्वास्थ्य रिकार्ड के उद्देश्य (Purpose of family health record)
- यह परिवार को मिलने वाली देखभाल की निरंतरता के लिए आवश्यक है।
- यह परिवार को एकसमान (Uniform) देखभाल देने के लिए आवश्यक है।

- यह परिवार में निष्पक्ष देखभाल देने के काम आता है।
- यह परिवार को विस्तृत (Comprehensive) देखभाल देने में मदद करता है।
- यह परिवार के प्रत्येक व्यक्ति के लिए व्यक्तिगत देखभाल देने में सहायक होता है।
- यह स्वास्थ्य कार्यकर्ता के लिए याददाश्त का कार्य करता है जिससे वह दोबारा वहीं कार्य न करे जो पहले परिवार के लिए कर चुका है।
- यह डाक्टर, स्वास्थ्य कार्यकर्ता तथा परिवार के मध्य संचार का कार्य करता है।
- यह रिसर्च के लिए आवश्यक डाटा प्रदान करता है।
- आवश्यक आँकड़ो, चिकित्सकीय संकेत (Medical indicators) में फैसला लेने में यह महत्वपूर्ण होता है।
- स्वास्थ्य सेवा के audit तथा Quality का अवलोकन Family health record के द्वारा किया जाता है।
- यह सामुदायिक निदान (Community diagnosis) के लिए भी डाटा प्रदान करता है।

परिवार स्वास्थ्य रिकॉर्ड के अवयव (Elements of family health record)

यह एक संचयी रिकॉर्ड (Cumulative record) होता है जिसमें परिवार के सभी सदस्यों की जानकारी होती है। इसमें निम्नलिखित वस्तुएँ होती हैं–

1. **परिवार का रजिस्ट्रेशन रिकॉर्ड (Family registration record)**
   - इसमें परिवार के सदस्यों का व्यक्तिगत एवं जनसांख्यिकीय (Demographic) डाटा, बीमा की जानकारी आदि होती है।
   - इसके अलावा परिवार की स्थिति तथा पुराना स्वास्थ्य इतिहास, घर–मकान की स्थिति तथा परिवार का सामाजिक स्तर अंकित होता है।

2. **व्यक्तिगत चिकित्सकीय रिकॉर्ड (Individual medical record)**
   विस्तृत शारीरिक जाँच (Comprehensive check up)
   - सर्जरी, दवाओं, एलर्जी तथा अस्पताल में भर्ती होने की जानकारी।
   - शारीरिक परीक्षण की जानकारी
   - लैब रिपोर्ट
   - जोखिम आँकलन की रिपोर्ट

3. **महत्वपूर्ण डाटा फार्म (Significant data form)** इसमें पारिवार के किसी सदस्य को यदि कोई विशेष बीमारी या आवश्यकता है तो उसका उल्लेख करते हैं।

4. **आवृत्ति एवं फॉलो अप फार्म (Frequency and follow up form)** इसमें प्रत्येक व्यक्ति के अस्पताल जाने की तारीख, कारण तथा प्रबंधन लिखा होता है।

पारिवारिक स्वास्थ्य रिकॉर्ड के प्रकार (Types of family health record)

- पेपर आधारित रिकॉर्ड (Paper based family health record) इसमें पेपर का प्रयोग किया जाता है।
- इलेक्ट्रॉनिक आधारित रिकॉर्ड (Electronic based Family health record) इसमें इलेक्ट्रॉनिक उपकरण (कम्प्यूटर, टैब) पर डाटा रिकॉर्ड किया जाता है। यह पेपर रिकॉर्ड से ज्यादा सही, सरल और आसान है।

5.5 Define nutrition. Describe about the factors affecting nutrition.

पोषण को परिभाषित करें पोषण को प्रभावित करने वाले कारकों का वर्णन करें।

उत्तरः पोषण (Nutrition):

पोषण वह विशिष्ट रचनात्मक उपापचयी (Biochemical) क्रिया जिसके अंतर्गत organism में खाद्य संश्लेषण (Absorption) तथा स्वांगीकरण (Assimilation) और विषमपोषी जन्तुओं से भोज्य अवयव (Food elements) के अन्तःग्रहण, पाचन, अवशोषण, स्वांगीकरण द्वारा प्राप्त ऊर्जा से शरीर की वृद्धि, मरम्मत, ऊतकों (Tissue) का नवीनीकरण और जैविक क्रियाओं (Biological process) का संचालन होता है, सामूहिक रूप में पोषण कहलाती है।

या

पोषण भोजन को ग्रहण करने और उसे ऊर्जा तथा जीवन के लिए आवश्यक अन्य महत्वपूर्ण पोषक तत्वों में परिवर्तित करने की प्रक्रिया है।

पोषण को प्रभावित करने वाले कारक (Factors affecting nutrition)

- **आयु (Age):** जैसे-जैसे व्यक्ति की आयु बढ़ती है उसके पोषण को आवश्यकता बढ़ती है। बच्चे को बड़ों से कम कैलोरी की आवश्यकता होती है।
- **बेसल मेटाबोलिक रेट (Basal metabolic rate):** जिन लोगों का BMR अधिक होता है, उन्हें अधिक भोजन की आवश्यकता होती है।
- **लिंग (Gender):** महिलाओं में पुरुषों के अपेक्षा 20% कम कैलोरी की आवश्यकता होती है।
- **शरीर का आकार एवं वजनः** शरीर के आकार और वजन का पोषण से सीधा संबंध है। जितना अधिक आकार होगा उतना अधिक आहार होगा।
- **शारीरिक क्रिया (Physical activity):** व्यक्ति के पोषण की आवश्यकता उसके प्रतिदिन की क्रियाओं पर निर्भर करती है। जो व्यक्ति जितना अधिक कार्य करता है उसके पोषण की आवश्यकता बढ़ जाती है।
- **वातावरण (Climate):** जब तापमान अधिक (25°C से अधिक) होता है तो व्यक्ति कम खाना पसंद करते हैं, जब तापमान कम होता है तो व्यक्ति को अपनी कैलोरी 3% तक बढाना पड़ता है।
- **गर्भवती एवं दुग्धपान महिलाएँ (Pregnancy and lactating mother):** गर्भावस्था एवं दुग्धपान कराने की अवस्था में स्त्री के पोषण की आवश्यकता बढ़ जाती है।

- **खाने की आदतें और रिवाज (Food habits and Customs):** प्रत्येक संस्कृति में खाने से संबंधित कुछ नियम एवं रिवाज होते हैं जो कि पोषण को प्रभावित करते हैं, जैसे गर्भावस्था में पपीता न खाना, आदमियों का स्त्रियों से पहले खाना, व्यक्तिगत पसंद-नापसंद आदि।

- **धर्म (Religion):** विभिन्न धर्म भी पोषण एवं खान-पान को प्रभावित करते हैं जैसे कट्टर हिन्दू मीट नहीं खाते, जैन प्याज लहसुन नहीं खाते।

- **सामाजिक एवं आर्थिक कारक (Socio-economic factors):** कई सामाजिक कारक जैसे गरीबी, अज्ञानता, असाक्षरता, गंदा रहन सहन, बड़ा परिवार, आदि भी खान-पान एवं पोषण को प्रभावित करते हैं।

- **जीवन शैली परिवर्तन (Lifestyle modification):** अपोषक आहार (Non-nutritions food), अस्वस्थ जीवन शैली भी पोषण को प्रभावित करती है। अच्छा खाना, व्यायाम करना तथा अपना वजन नियंत्रण में रखना पोषण को बढ़ावा देता है।

5.6 What is BMR? Write in detail about the factors affecting BMR. बीएमआर क्या है? बीएमआर को प्रभावित करने वाले कारकों के बारे में विस्तार से लिखें।

उत्तरः बी एम आर (B.M.R.)

बेसल मेटाबोलिक रेट/बेसल चयापचय दर शरीर द्वारा आराम करते समय खर्च की गई ऊर्जा को मात्रा या बर्न की हुई कैलोरी होती है।

या

बेसल चयापचय दर आराम के समय एंडोथार्मिक (Endothermic) जानवरों द्वारा प्रति यूनिट समय में ऊर्जा व्यय की दर को कहते हैं।

बी एम आर को प्रभावित करने वाले कारक (Factors affecting BMR)

1. **मांसपेशी द्रव्यमान (Muscle proportion):** शरीर पर मांसपेशी ऊतक की मात्रा। मांसपेशियों को कार्य करने के लिए वसा की तुलना में अधिक ऊर्जा की आवश्यकता होती है। जितने शरीर में मांसपेसियाँ अधिक सक्रिय होंगी उतना ही अधिक ऊर्जा की आवश्यकता होगी तथा BMR अधिक होगा।

2. **उम्र (Age):** जैसे-जैसे उम्र बढ़ती है, शरीर की चयापचय दर धीमी हो जाती है। इसके कारण मांसपेशियों के ऊतकों की हानि और हार्मोनल और न्यूरोलॉजिकल प्रक्रियाओं में परिवर्तन होता है। विकास के दौरान बच्चे अत्यधिक चयापचय दर वाले विकास के दौरे से गुजरते हैं।

3. **शरीर का आकार (Size of body):** बड़े शरीर वाले लोगों का BMR बड़ा होता है।

4. **लिंग (Sex):** आमतौर पर पुरुषों का चयापचय महिलाओं की तुलना में अधिक होता है।

5. **अनुवांशिक (Hereditary):** कुछ परिवारों में दूसरों की तुलना में तेज BMR होता है और कुछ आनुवांशिक विकार भी चयापचय को प्रभावित करते हैं।

6. **शारीरिक गतिविधि (Physical activity):** व्यायाम से माँसपेशियों में वृद्धि होती हैं और चयापचय इंजन को तेज गति से किलोजूल जलाने की शक्ति मिलती है।

7. **हॉर्मोनल कारक (Hormonal factors):** हाइपो और हाइपरथायरायडिज्म (Hypothyroidism and hyperthyroidism) जैसे हॉर्मोनल असंतुलन चयापचय को प्रभावित कर सकते हैं।

8. **पर्यावरणीय कारक (Environmental factor):** पर्यावरणीय परिवर्तन जैसे बढ़ी हुई गर्मी या ठंड, शरीर का सामान्य तापमान बनाए रखने के लिए अधिक मेहनत करने के लिए मजबूर करता है और बी एम आर में परिवर्तन करता है।

9. **ड्रग्स (Drugs):** कैफीन और निकोटीन BMR को बढ़ा सकते हैं जबकि एंटीडिप्रेसेंट (Antidepressant) या स्टेरॉयड (Steroid) जैसी दवाएँ खाने से वजन बढ़ती हैं।

10. **आहार:** भोजन एवं भोजन संबंधित आदतें भी BMR को प्रभावित करती है।

COMMUNITY HEALTH NURSING–I

December 2022

Course: General Nursing and Midwifery
Subject: Community Health Nursing–I
Time: 3 hours

Year: First
Code: 4504
M. Marks: 75

---

1. Four options of answer of each question are given. Only one option is correct. Choose and write only correct option after writing question number $(1 \times 5 = 5)$

1.1 Second stage of purification of water is:
जल के शुद्धिकरण का दूसरा चरण है:
- (a) Chlorination (क्लोरीनीकरण)
- (b) Flocculation (फ्लोक्यूलेशन)
- (c) Rapid sand (रैपिड रेत)
- (d) Filtration (निस्पंदन)

उत्तर: (b) Flocculation (फ्लोक्यूलेशन)   1

1.2 Rickets is caused by the deficiency of vitamin:
रिकेट्स विटामिन की कमी से होता है:
- (a) Vitamin K (विटामिन के)
- (b) Vitamin D (विटामिन डी)
- (c) Vitamin A (विटामिन ए)
- (d) Vitamin E (विटामिन ई)

उत्तर: (b) Vitamin D (विटामिन डी)   1

1.3 Unit for measuring noise is known as:
ध्वनि मापने की इकाई कहलाती है:
- (a) Calorie (कैलोरी)
- (b) Foot candle (पैर मोमबत्ती)
- (c) Decibel (डेसिबल)
- (d) Hertz (हर्ट्ज)

उत्तर: (c) Decibel (डेसिबल)   1

1.4 1 gm Carbohydrate give .... Calories
1 ग्राम कार्बोहाइड्रेट .... कैलोरी देता है।
(a) 9
(b) 5
(c) 4
(d) 7
उत्तरः (c) 4   1

1.5 The permanent method of sterilization in female is:
महिलाओं में वंध्यीकरण की स्थायी विधि है।
(a) Tubectomy (ट्यूवेक्टोमी)
(b) Depo Provera Injection
(c) Vasectomy (पुरुष नसबंदी)
(d) None (कोई नहीं)
उत्तरः (a) Tubectomy (ट्यूवेक्टोमी)   1

2. Choose right or wrong in the following statements (1 × 5 = 5)

2.1 Other name of rapid sand filter is biological filter.
रैपिड रेत फिल्टर का दूसरा नाम जैविक फिल्टर है।
उत्तरः गलत   1

2.2 The disease and infection transmitted to man from vertebrates is known as Zooneasis.
कशेरुक से मनुष्य को संचरित रोग और संक्रमण को जूनोसिस के रूप में जाना जाता है।
उत्तरः सही   1

2.3 Fat helps the body absorb vitamin A vitamin D and vitamin E.
वसा शरीर को विटामिन ए, विटामिन डी और विटामिन ई को अवशोषित करने में मदद करता है।
उत्तरः सही   1

2.4 Jaggery has more vitamins and minerals and a lower sucrose content than sugar.
गुड़ में चीनी की तुलना में अधिक विटामिन और खनिज और सुक्रोज की मात्रा कम होती है।
उत्तरः सही   1

2.5 Body mass index (BMI) is a measure of body fat based on height and weight.
बॉडी मास इंडेक्स (बीएमआई) ऊंचाई और वजन के आधार पर शरीर में वसा का एक माप है।
उत्तरः सही   1

3.   Fill up the blanks. (1 × 5 = 5)

3.1   Full form of WHO.......................... WHO का पूर्ण रूप ....
उत्तर: World Health Organization   1

3.2   Kalazar is transmitted by ....
कालाजार .... द्वारा प्रेषित होता है।
उत्तर: Sandfly   1

3.3   Light is measured in.....................
प्रकाश को........................... में मापा जाता है।
उत्तर: Lux   1

3.4   Tubectomy is a .... method.
ट्यूबेक्टोमी एक........................... विधि है।
उत्तर: Female permanent sterlization   1

3.5   Dose of measles vaccine is ....
खसरे के टीके की खुराक .... है।
उत्तर: 0.5 mL   1

4.   Write short notes on any four of the following.

4.1   Function of community health nurse. सामुदायिक स्वास्थ्य नर्स के कार्य।
उत्तर: सामुदायिक स्वास्थ्य नर्स के कार्य निम्नलिखित होते हैं–

1. **प्राथमिक स्वास्थ्य देखभाल कार्य (Primary health care function)**
    सामुदायिक स्वास्थ्य नर्स का मुख्य कार्य होता है समुदाय के लोगों को प्रत्यक्ष (direct) एवं अप्रत्यक्ष (indirect) स्वास्थ्य सेवा देना। इस कार्य को वो निम्नलिखित प्रकार से पूर्ण करती है।

    a. **आँकलन (Assessment)**
        - समुदाय की स्वास्थ्य संबंधी जानकारी इकट्ठा करना।
        - स्वास्थ्य समस्याओं का पता लगाना
        - स्वास्थ्य समस्याओं के निवारण के लिए उपलब्ध संसाधनों एवं सेवाओं के बारे में जानकारी प्राप्त करना।
        - एपिडेमियोलोजिकल सर्वे (epidemiological survey) करा कर रोगों की प्रवृति (nature of disease) को समझना।

    b. **नियोजन (Planning)**
        - प्रत्येक व्यक्ति एवं समुदाय तक स्वास्थ्य सेवाए पहुँचाने की योजना बनाना।
        - स्वास्थ्य समूह (health team) के सदस्यों में कार्य वितरण कर सहयोग की योजना को तय करना।

- विभिन्न ग्रुप (जैसे स्कूल, उद्योग, घर) आदि की जरूरतों के अनुरूप स्वास्थ्य सेवा सम्बंधी योजना बनाना।

c. **पर्यवेक्षण (Supervision)**

- परिवार के सदस्यों द्वारा दी जाने वाली स्वास्थ्य संबंधित मूलभूत एवं अन्य देखभाल का निरीक्षण करना।
- समुदाय में नियत स्वास्थ्य कार्यकर्ताओं के काम का समय–समय पर निरीक्षण करना।
- अन्य सहभागी कर्मियों (participatory workers) के कार्य का निरीक्षण करना।

d. **मूल्यांकन (Evaluation)**

- सबसे पहले अपने कार्य की समीक्षा करना।
- अपने सहकर्मियों एवं अधीनस्थ कर्मियों के कार्य एवं उनकी प्रगति की समीक्षा करना।
- कार्य रिपोर्ट को उच्च अधिकारी को प्रेषित करना।

2. **शैक्षणिक कार्य (Educational function)**

- घर के प्रत्येक व्यक्ति एवं समुदाय को स्वास्थ्य संबंधी शिक्षा देना।
- पर्यावरण सुधार एवं विकास संबंधित शिक्षा देना।
- विभिन्न ग्रुप को उनकी आवश्यकतानुसार शिक्षा प्रदान करना जैसे–
    - स्कूल स्वास्थ्य सेवाएँ।
    - व्यावसायिक स्वास्थ्य सेवाएँ।
    - प्राथमिक चिकित्सा उपचार आदि।
- नर्स अन्य नर्सिंग एवं स्वास्थ्य कर्मियों को भी प्रशिक्षित करती है।
- वह अनुसंधान (research) कार्यों हेतु सर्वेक्षण, census आंकडे इकट्ठे करना आदि, में भी सहयोग प्रदान करती है।

3. **समन्वय एवं सहयोग (Coordination and co-operation)**

- वह स्वास्थ्य दल एवं अन्य लोगों के बीच सहयोग एवं समन्वय स्थापित करती है।
- वह स्थानीय नेताओं एवं अन्य प्रभावी व्यक्तियों से स्वास्थ्य कार्य हेतु सहयोग एवं सहभागिता (participation) प्राप्त करती है।
- सरकारी एवं गैर सरकारी स्वास्थ्य संस्थानों तथा अन्य एजेंसियों से संपर्क बनाए रखती है तथा उन्हें भी स्वास्थ्य सेवाओं में शामिल करती है।

4. **प्रत्यक्ष स्वास्थ्य देखभाल का कार्य (Direct health care function)**

- वह रोग के निदान (diagnosis) एवं उपचार (treatment) में सहायता प्रदान करती है।
- रोगी की देखभाल में परिवार का मार्गदर्शन करती है।

- प्राथमिक (First-aid) उपचार आदि प्रदान करती है।
- नियमित गृह मुलाकात (home visit) पर जाती है एवं लोगों की समस्या का निदान करती है।

5. **अन्य कार्य (Other function)**
   - रेफरल सेवाओं का उपयुक्त प्रयोग करना।
   - स्वास्थ्यकर्मियों के कार्य का आवंटन।
   - रिकार्ड एवं रिपोर्ट का रखरखाव।
   - स्वास्थ्य संस्था के संचालन में सहयोग।

4.2 Ventilation. संवातन

उत्तरः संवातन

इसका अर्थ होता है हवा की आपस में अदला–बदली। यह अदला–बदली स्वच्छ एवं अस्वच्छ हवा को आपस में बदलकर व्यक्ति को शुद्ध एवं ताजी वायु प्रदान करती है।

संवातन के मापदंड (Standard of ventilation)

- प्रति व्यक्ति 1000–1200 स्क्वायर फुट हवा की प्रति घंटा पूर्ति पर्याप्त मानी जाती है।
- एक कमरे प्रति घंटे 2–3 बार तथा सभा कक्षों में 4–6 बार हवा की अदला–बदली होनी चाहिए।
- अस्पतालों में प्रति रोगी 1200–1800 स्क्वायर फुट स्थान आरक्षित होना चाहिए।
- प्रति व्यक्ति के हिसाब से अस्पताल में optimum floor space 50–100 वर्ग फुट होना चाहिए।
- दो बिस्तरों के बीच कम से कम 3 फुट का फासला होना चाहिए।
- घरों में छत की ऊँचाई 11–12 फुट होनी चाहिए।
- प्रत्येक घर में खिड़की, दरवाजें पर्याप्त मात्रा में होने चाहिए।
- परिसर की वायु को धूल, धुँआ एवं असुहानी गंध (unpleasant smell) से मुक्त होनी चाहिए।

संवातन का स्वास्थ्य पर प्रभाव (Effect of ventilation on health)

यदि संवातन की समुचित व्यवस्था न हो तो स्वास्थ्य पर कुप्रभाव पड़ सकते हैं–

- थकान (Fatigue)
- चिड़चिड़ापन (Irritability)
- गर्माहट (Flushing)
- पसीना (Sweating)
- चक्कर आना (Drowsiness)

- अनिद्रा (Insomnia)
- भूख न लगना (Anorexia)
- सिरदर्द (Headache)
- रोगों का आक्रमण (Attack of diseases)

4.3 **Qualities of a good counselor. एक अच्छे काउंसलर के गुण**

उत्तरः अच्छे परामर्शकर्ता की विशेषताएँ

- **उत्तम आधारभूत बौद्धिक ज्ञान (Good basic intelligence):** परामर्शकर्ता में इतनी चतुराई होनी चाहिए कि वह अनुभव द्वारा या औपचारिक शिक्षा के माध्यम से प्राप्त ज्ञान का परिस्थिति के अनुसार प्रयोग कर सके। यह उस समय ही हो सकता है, जबकि वह बौद्धिक रूप से जागृत हो।

- **शैक्षिक योग्यता (Educational qualification):** परामर्शकर्ता के पास उपयुक्त शैक्षिक योग्यता होनी चाहिए।

- **प्रशिक्षित (Trained):** समुदाय में व्यक्तियों की समस्याओं और मानसिकता को समझने के लिए प्रशिक्षित होना आवश्यक है।

- **गहन विशिष्ट जानकारी (Intensive specific information):** परामर्शकर्ता समुदाय में उपस्थित लोगों की हालत एवं अवस्था से संबंधित गहन विशिष्ट जानकारी होनी चाहिए। उसे वर्तमान में व्यक्ति के जीवन की समस्याओं का पता होने के साथ भविष्य में होने वाली समस्याओं का भी अंदाजा होना चाहिए।

- **पारस्परिक संबंध की भावना (Interpersonal relationship):** परामर्शकर्ता को व्यक्ति को सहानुभूतिपूर्वक समझना, ईमानदारी, लोगों से मिलने की योग्यता, जनसाधारण में रुचि रखना, किशोरों तथा अन्य समूहों के सदस्यों से मिलना तथा उनकी आवश्यकताओं का ध्यान रखना।

- **स्वास्थ्य एवं बाह्य व्यक्तित्व (Health and personal appearence):** आकर्षक बाह्य रूपरेखा, सुन्दर स्वास्थ्य, मधुर वाणी, प्रागवत्ता तथा स्वच्छ प्रियता आदि ऐसे गुण हैं, जो कि प्रत्येक परामर्शदाता में होने चाहिए।

- **समृद्ध सामान्य ज्ञान (Copious general information):** परामर्शकर्ता के पास अपने आस-पास के सांस्कृतिक एवं भौतिक जगत् का सामान्य ज्ञान पर्याप्त मात्रा में होना चाहिए।

- **नेतृत्व (Leadership):** अन्य लोगों को प्रभावित करने एवं उसका नेतृत्व कर सकने की क्षमता परामर्शदाता में होनी चाहिए।

- **संवेगात्मक संतुलन (Emotional balance):** परामर्शदाता में संवेगात्मक स्थिरता एवं संतुलन का होना भी बहुत आवश्यक है तभी वह अपने परामर्श करने वाले व्यक्ति का भावनात्मक विकास कर सकेगा और उनके संवेगों को सुंदर और कलात्मक ढंग से विकसित कर सकेगा।

- **सहानुभूति की भावना (Sympathy):** परामर्शदाता में प्रेम और सहानुभूति की भावना होना भी आवश्यक है। व्यक्तियों के प्रति प्रेम और मित्रतापूर्ण व्यवहार से वह उनके अंदर और विश्वास को जीत सकता है।
- **निष्पक्षता (Unbiased):** परामर्शदाता को जाति, धर्म, लिंग आदि के आधार पर किसी प्रकार का भेद भाव न करके सभी व्यक्तियों के प्रति समान व्यवहार रखना चाहिए।
- **बाल मनोविज्ञान का ज्ञाता (Knowledge related to child psychology):** परामर्शदाता के लिए केवल अपने विषय का पर्याप्त ज्ञान होना ही आवश्यक नहीं है साथ ही उसे व्यवहारिक मनोविज्ञान एवं बाल मनोविज्ञान की भी जानकारी होनी चाहिए।
- **सुनने की क्षमता (Apacity of listening):** परामर्शदाता को एक अच्छा श्रोता होना चाहिए। उनमें दूसरों की बातों को धैर्यपूर्वक सुनने की क्षमता होनी चाहिए।
- **सलाह देने की योग्यता (Ability of advising):** परामर्शदाता को विभिन्न रूप से जानकारी देना, सहयोग देना, सलाह देना आदि की जानकारी होनी चाहिए।

4.4 **Expanded immunization programme. विस्तारित टीकाकरण कार्यक्रम**

उत्तर: **Expanded program in immunization. विस्तारित टीकाकरण कार्यक्रम**

- यह कार्यक्रम वर्ष 1978 में भारत सरकार द्वारा शुरू किया गया था।
- इस कार्यक्रम का मुख्य उद्देश्य था टीकाकरण द्वारा नियंत्रित किए जा सकने वाले रोगों द्वारा उत्पन्न मृत्यु दर एवं रोग दर को कम करना तथा टीके (Vaccine) के निर्माण में स्वावलंबी बनना।
- टीकाकरण की इन सेवाओं को अन्य कार्यक्रमों के साथ संलग्न किया जैसे मातृ एवं शिशु स्वास्थ्य केन्द्र (MCH centre), प्राथमिक स्वास्थ्य केन्द्र, हॉस्पिटल, क्लीनिक आदि।
- इस कार्यक्रम का लक्ष्य था बच्चों में सौ प्रतिशत टीकाकरण करना।

4.5 **Uses of reports and records. रिपोर्ट और रिकॉर्ड का उपयोग**

उत्तर: रिकॉर्ड एवं रिपोर्ट का उपयोग–

1. **नर्स के लिए उपयोग**
   - यह रोगी के लिए की गई मूलभूत सेवा (basic care) की जानकारी प्रदान करता है।
   - इससे रोगी की स्वास्थ्य की पूरी स्थिति की जानकारी मिलती है।
   - रिकार्ड के आधार पर रोगी की स्थिति के अनुसार नियोजन (planning) एवं हस्तक्षेप (intervention) की योजना बनायी जाती है।

- इससे कार्य के दोहराव की रोकथाम होती है तथा फौलो-अप सेवा को प्रभावी बनाया जा सकता है।
- यह नर्स को अपने कार्य एवं समय को व्यवस्थित करने में सहायता प्रदान करते हैं।
- इसके द्वारा वो रोगी को दी जा रही सेवाओं का ऑंकलन कर सकती है।
- यह नर्स को अपने कार्य की गुणवत्ता (quality) एवं मात्रा (quantity) का ऑंकलन करने में सहायता प्रदान करते हैं।

2. डॉक्टर के लिए उपयोग

- रिकॉर्ड रोगी के रोग निदान (diagnosis), उपचार, फौलो-अप (follow-up) एवं मूल्यांकन में डॉक्टर का मार्गदर्शन करते हैं।
- रिकॉर्ड रोगी की प्रगति एवं दी जा रही देखभाल के बारे में डॉक्टर को अवगत कराते हैं।
- यह डॉक्टर को किसी कानूनी कार्यवाही से सुरक्षा प्रदान करने में सहायता प्रदान करता है।
- यह डॉक्टर द्वारा पढाने, अनुसंधान एवं चिकित्सकीय अभ्यास में प्रयोग किए जाते है।

3. परिवार एवं व्यक्ति के लिए उपयोग

- यह रोगी एवं परिवार को उनकी स्थिति के बारे में जानकारी प्रदान करते है।
- यह रोगी को शिक्षा प्रदान करने के लिए भी प्रयोग किए जाते है।
- यह रोगी को एक संस्थान से दूसरे संस्थान में भेजते समय देखभाल की निरंतरता (continuity of care) बनाए रखने में सहायक होते हैं।

4. स्वास्थ्य संस्थान के लिए उपयोग

- यह स्वास्थ्य सेवाओं में योजना निर्माण हेतु आधार प्रदान करते हैं।
- इससे स्वास्थ्य अधिकारी अभिकरण एवं सांख्यिकी संग्रहण (statistical collection) करने में सक्षम होते हैं।
- यह संसाधनों की आवश्यकताओं एवं आपूर्ति को पूरा करनें में सहायता प्रदान करते हैं।
- डॉक्टर के साथ-साथ यह संस्था को भी कानूनी सुरक्षा प्रदान करते हैं।
- समुदाय में स्वास्थ्य समस्याओं तथा स्वास्थ्य स्तर का पता लगाने में, इनका महत्वपूर्ण योगदान रहता हैं।

4.6 **Balanced diet. संतुलित आहार।**

उत्तरः संतुलित आहार (Balanced diet) की परिभाषा—

संतुलित आहार उस आहार को कहते हैं जिसमें विभिन्न प्रकार के खाद्य पदार्थ,

उस मात्रा एवं अनुपात (proportion) में उपस्थित हों जिसमें कि ऊर्जा, एमिनो एसिड, विटामिन, मिनरल, वसा, कार्बोहाइड्रेट एवं अन्य पोषक तत्व शरीर के स्वास्थ्य, जीवनक्षमता (vitality) एवं सामान्य कुशलता (general well being) को बनाए रखे तथा कुछ अतिरिक्त पोषक तत्व को संकटकाल के लिए बनाने एवं बचाने में सक्षम हों।

संतुलित आहार बनाने के कुछ सिद्धांत (Principle)

- संतुलित भोजन में प्रतिदिन की प्रोटीन की आवश्यकता पूरी होनी चाहिए। भोजन में प्रोटीन मात्रा 10–15 प्रतिशत प्रतिदिन होनी चाहिए।
- भोजन में वसा की मात्रा प्रतिदिन 15–30 प्रतिशत होनी चाहिए।
- प्राकृतिक फाइबर (natural fiber) युक्त कार्बोहाइड्रेट से बाकी बचे आहार का अनुपात बनता है।

संतुलित आहार के लक्ष्य को पाने के लिए W.H.O. ने कुछ मार्गदर्शक दिए हैं, यह हैं–

- खाने में वसा (fat) की मात्रा लगभग 15–30 प्रतिशत प्रतिदिन तक सीमित हो।
- सेचुरेटेड वसा (saturated fat) का पूर्ण योगदान, पूर्ण ऊर्जा के 10 प्रतिशत से अधिक नहीं होना चाहिए।
- रिफाइंड कार्बोहाइड्रेट (refined carbohydrate) का अत्यधिक सेवन से दूर रहना एवं प्राकृतिक फाइबर (natural fiber) की मात्रा का अधिक रखना।
- नमक का सेवन औसतन 5 gm प्रतिदिन होना चाहिए।
- जंक फूड (junk food) जैसे कोला, बर्गर आदि की खपत को सीमित रखना।

संतुलित आहार का महत्व (Importance of balanced diet)

- यह प्रतिदिन के कार्यों के लिए ऊर्जा प्रदान करता है।
- यह शरीर को सभी आवश्यक पोषक तत्व प्रदान करता है।
- शरीर में होने वाले रोग एवं क्षति से उभरने के लिए यह आवश्यक होता है।
- संतुलित आहार व्यक्ति की प्रतिरोधक क्षमता (Immunity) को मजबूत करता है।
- यह स्वास्थ्यवर्धक होता है।
- यह जीवन क्षमता को बढ़ाने में उपयोगी होता है।
- संतुलित आहार लेने वाले व्यक्ति की शारीरिक एवं मानसिक कुशलता बनी रहती है।

5.   **Answer in details any four of the following.**

5.1   **Explain in details about the disposal of waste.** समुदाय में रिफ्यूज (कचरा) डिस्पोजल के तरीके

उत्तरः समुदाय में रिफ्यूज (कचरा) डिस्पोजल के तरीके इस प्रकार हैं–

1.   **लघु स्तर विधि (Small scale method):**

इस विधि में छोटे एवं अधिकतर घरेलू स्तर पर ही कचरे का डिस्पोजल कर दिया जाता है। इसको इन विधियों द्वारा किया जाता है–

a.   **जलाना (Burning):** यह प्रक्रिया घरेलू कचरे के डिस्पोजल में प्रयोग की जाती है। इसमें सारा कूड़ा एकत्रित कर, प्रतिदिन उसे जला दिया जाता है।

b.   **पशुओं को खिला देना (Disposal through animals):** असंक्रमित खाने की चीजे जैसे फल, सब्जियाँ, खाना आदि पशुओं को खिलाया जाता है।

c.   **गड्ढे में गाड़ना (Burial):** एक 1.5 मीटर चौड़ा तथा 2 मीटर गहरा गड्ढा खोदकर उसमें प्रतिदिन का कचरा डालें। कचरा डालकर उसे 20 से 30 से. मी. तक ढक दें। इसे तब तक प्रयोग करें जब तक यह 4 सें. मी. तक खाली रह जाए एवं फिर बंद कर दें।

d.   **खाद के गड्ढों का प्रयोग (Use of manure pits):** इसमें घर के पिछले हिस्से या आसपास एक गड्ढा खोदकर घर एवं पशुओं का कचरा (गोबर) इसमें डालते हैं तथा पूरा भरने के बाद इस पर मिट्टी डाल दी जाती है। इस गड्ढे को 4 से 6 महीने के बाद खोदकर, खाद निकाली जाती है तथा खाद को खेती के काम में ले सकते हैं।

2.   **बड़े स्तर की विधि (Large scale methods)**

इस स्तर पर अधिक मात्रा के कचरे (जैसे संस्थागत कचरे, शहरी कचरा आदि) का डिस्पोजल किया जाता है।

बड़े स्तर के कचरे को डिस्पोज करने की मुख्य विधियाँ है–

a.   **इंसिनरेशन (Incineration):** यह मुख्यतः अस्पताल के कचरे के डिस्पोजल में प्रयोग किया जाता है। इसमें सारा जलने वाला कचरा इकट्ठा कर इसे इंसिनरेटर (incinerator) में डाल कर जला दिया जाता है। इंसिनरेटर में प्रतिदिन जलने वाले कचरे की मात्रा 250 से 450 कि0 ग्रा0 तक होती है।

b.   **कन्ट्रोल्ड टिपिंग (Controlled tipping):** इस विधि में भूमि में 2 से 3 मीटर गहरा तथा 4 से 12 मीटर चौड़ा बड़ा गड्ढा (खाई) खोदा जाता है जिसकी लम्बाई कूड़े के अनुसार होती है। सारा कूड़ा इस गड्ढे में भर कर इसे ढक दिया जाता है। यह डम्पर, बुलडोजर की सहायता से सम्पन्न किया जा सकता है। 4–6 महीनें में यह कचरा खाद बन जाता है।

c. **कम्पोस्टिंग (Composting):** इस विधि में कूड़ा–कचरा तथा मलमूत्र का डिस्पोजल साथ में कर सकते हैं। कूड़े का जैव पदार्थ, जीवाणुओं की क्रिया के कारण धीरे-धीरे डिकम्पोज (decompose) होकर खाद में परिवर्तित हो जाता है।

5.2 Define vitamins and write down the types of vitamin. Explain in details about deficiency of vitamin A. विटामिन की परिभाषा दीजिए तथा विटामिन के प्रकार लिखिए? विटामिन ए की कमी के बारे में विस्तार से बताएं?

उत्तरः विटामिन की परिभाषा वर्ष 2019 की प्रश्न संख्या 5.2 देखें।

विटामिन ए की कमी (Deficiency of Vit A)

विटामिन ए की कमी से आँख की रोशनी कम होती है और त्वचा पर जख्म उभरने लगते हैं।

विटामिन ए की कमी के लक्षण (Vitamin A deficiency Symptoms)

- विटामिन ए की कमी का अक्सर पहला संकेत होता है, आँखों की रोशनी कम होना।
- अंधापन
- ड्राय आइज या आँखों का पानी सूखने से बाहरी परत पर कीच जमा होने लगती है क्योंकि आँखें आँसू नहीं बना पाती।
- इसकी कमी की वजह से आँखों में जलन-सूजन भी होती है।
- बच्चे या वयस्क श्वसन प्रणाली या पेशाब में संक्रमण के प्रति संवेदनशील हो सकते हैं।
- विटामिन ए की कमी की वजह से बच्चों का शारीरिक विकास रुक जाता है।
- त्वचा से भी विटामिन ए की कमी के संकेत मिल सकते हैं। यह खुरदरी और रूखी हो सकती है।
- थकावट
- फटे हुए होंठ
- मुँह में दाने निकलना
- दस्त
- मूत्राशय में संक्रमण
- घाव धीरे और देर से भरना

विटामिन ए की कमी के कारण (Causes of Vit A deficiency)

- विटामिन ए की कमी का सबसे बड़ा कारण हैं, कुपोषण।
- माँ के दूध में नवजात शिशुओं के लिए विटामिन ए की पर्याप्त मात्रा होती है।
- गर्भवती या स्तनपान कराने वाली महिला को विटामिन ए की कमी हो तो

नवजात शिशु को भी विटामिन ए की कमी होने की आशंका रहती है।
- बार-बार पेशाब जाने से भी विटामिन ए की कमी होती है।
- लिवर की बीमारी के कारण विटामिन ए जमा करने की क्षमता प्रभावित होने से भी विटामिन ए की कमी हो जाती हैं।

विटामिन ए की कमी के खतरे (Dangers of Vitamin A deficiency)
- सीलिएक रोग (Celiac disease)
- पीलिया (Jaundice)
- लिवर सिरोसिस (Cirrhosis of liver)
- आंत में कृमि संक्रमण (Giardiasis या बीवर फीवर)
- सिस्टिक फाइब्रोसिस (aystic fibrosis)

विटामिन ए की कमी से बचाव (Prevention of Vitamin A deficiency)
- आहार में गहरे हरे रंग की पत्तेदार सब्जियों, गहरे रंग के फल, जैसे संतरा, पपीता और गाजर तथा कद्दू जैसे पीली सब्जियों का सेवन करें।
- अतिरिक्त विटामिन ए वाला दूध और अनाज, कलेजी, अंडे की जर्दी और मछली का तेल लाभदायक है। आहार वसा होने से विटामिन ए का अवशोषण बेहतर होता है।
- नवजात शिशुओं को दूध से एलर्जी हो तो उन्हें बाहर के दूध में विटामिन ए पर्याप्त मात्रा में दिया जाना चाहिए।

5.3 **Explain in details about maternal and child health services. मातृ एवं शिशु स्वास्थ्य सेवा के बारे में विस्तार से बताएं?**

उत्तर: वर्ष 2019 की प्रश्न संख्या 5.6 देखें।

5.4 **What is mosquito borne disease? Methods used for the control of mosquito breeding. मच्छरों के प्रजनन के नियंत्रण के लिए किस विधि का प्रयोग किया जाता है?**

उत्तर: मच्छरों के कारण उत्पन्न होने वाली बीमारियाँ (Mosquito born diseases)
- **डेंगू बुखारः** डेंगू बुखार एक वायरल संक्रामक रोग है जो एडीज मच्छर (Aedes mosquito) के काटने से होता है। यह रोग चार संबंधित डेंगू विषाणुओं में से किसी के कारण होता है, जैसे डेन-1, डेन-2, डेन-3 और डेन-4। डेंगू बुखार को हड्डी तोड़ बुखार भी कहा जाता है क्योंकि यह कभी–कभी गंभीर मांसपेशियों और जोड़ों में दर्द का कारण बनता है।
- **मलेरियाः** मलेरिया एक जानलेवा मच्छर जनित रक्त रोग है जो प्लाज्मोडियम (Plasmodium) नामक परजीवी के कारण होता है; जो संक्रमित एनोफिलीज मच्छर (Anopheles mosquito) के काटने से मनुष्यों में फैलता है। मानव शरीर में, परजीवी यकृत (liver) में और फिर लाल रक्त कोशिकाओं में गुणा (multiply) करते हैं।

- **चिकनगुनियाः** चिकनगुनिया में बुखार और जोड़ों का दर्द महत्वपूर्ण लक्षण है। चिकनगुनिया वायरस मुख्य रूप से मादा एडीज़ इजिप्टी (Adese egypti) के काटने से फैलता है। चिकनगुनिया एडीज एल्बोपिक्टस नामक वाइरस द्वारा फैलता है।

- **पीला बुखारः** यह वायरस मुख्य रूप से संक्रमित एडीज मच्छरों के काटने से मनुष्यों में फैलता है। संक्रमित प्राइमेट (मानव/गैर-मानव) को खाने से मच्छर वायरस से संक्रमित हो जाते हैं और फिर वायरस को अन्य प्राइमेट (मानव/गैर मानव) में फैला सकते हैं। जबकि पीले बुखार के वायरस से संक्रमित अधिकांश लोगों को केवल हल्की बीमारी होती है या कोई बीमारी नहीं होती है।

- **जीका वायरसः** जीका वायरस एक संक्रमित मच्छर के काटने से भी फैलता है। जीका वायरस से संक्रमित अधिकांश लोगों में कोई लक्षण नहीं दिखते। यदि लक्षण होते हैं तो वह संक्रमित मच्छर द्वारा काटे जाने के 2 से 7 दिनों के बाद शुरू होता हैं।

- **जापानीज इंसेफेलाइटिसः** यह ग्रामीण भागों में (एशिया में) अधिक पाया जाता है। यह संक्रमित क्यूलेक्स मच्छरों (Culex mosquito) के काटने से मनुष्यों में फैलता है। अधिकांश जापानी इंसेफेलाइटिस वायरस संक्रमण बुखार और सिरदर्द के साथ हल्के होते है या स्पष्ट लक्षणों के बिना, लगभग 250 मामलों में से 1 के परिणामस्वरूप गंभीर बीमारी होती है।

- **लसीका फाइलेरियाः** लसीका फाइलेरिया, जिसे फीलपाँव भी कहा जाता है, परजीवी कीड़े के कारण होता है और मच्छरों के काटने से मनुष्यों में फैलता है। यह ऊष्णकटिबंधीय और परजीवी रोग लिम्फ नोड्स और वाहिकाओं को गंभीर रूप से प्रभावित करता है।

मच्छरों से बचने की विधियाँ दो प्रकार की होती हैं–

1. मच्छरों को नष्ट करना।
2. मच्छरों से बचाव करना।

1. **मच्छरों को नष्ट करना (Eradication of mosquitoes)**
a. **पर्यावरण नियंत्रण (Environmental control)**
   यदि मच्छरों के प्रजनन स्थान को समाप्त कर दिया जाए तो मच्छरों की संख्या कम या समाप्त की जा सकती है।
   इसके उपाय हैं–
   - गंदे पानी के नालों, गड्ढों को भर दिया जाए।
   - आस-पास गंदगी के ढेर को हटाया जाए।
   - यदि घर में किसी प्रकार का स्थिर पानी का स्त्रोत है, तो उसका निवारण करें जैसे कूलर का पानी।

- प्रजनन स्थलों या पानी के स्त्रोत पर लार्वानाशक तेल (Larvi-cidal oil), डीजल (diesel), पेट्रोल (petrol), कच्चा तेल आदि छिड़कना, जो लार्वा को समाप्त कर दे।

b. **जैविक नियंत्रण (Biological control)**
- गैम्बूसिया एफिनिस मछली मच्छरों के लार्वा को खाती है, इसलिए इन मछलियों को तालाब, पोखर, झील आदि में छोड़ना।

c. **कीटनाशक (Pesticide control)**
- डी.डी.टी. (DDT)
- मैलेथियोन (Melathione)
- लिंडेन (Lindane)

इन कीटनाशकों का प्रभाव कुछ महीने रहता है।

2. **मच्छरों से बचाव (Protection from mosquitoes)**
- सोते समय मच्छरदानी का प्रयोग करें।
- Mosquito repellents का प्रयोग करें विशेष रूप से रात को सोते समय। इनके प्रयोग से मच्छर त्वचा पर नहीं बैठते।
- घर में दरवाजे एवं खिड़कियों पर जाली का प्रयोग करें।
- पूरी आस्तीन के कपड़े पहनें।
- घर एवं घर के आस–पास धुआँ करना (fogging) ताकि मच्छरों को भगाया जा सकें।
- मच्छरबत्तियों (कछुआ छाप, गुड नाइट) आदि का प्रयोग करना।
- धुंआँ करना, नीम की सूखी पत्तियों या विद्युत उपकरणों में रसायन द्रव (Chemical solution) से मच्छरों को भगाना या निष्क्रिय करना।

5.5 **Define health education. Explain the principles of health education.** स्वास्थ्य शिक्षा को परिभाषित कीजिए। स्वास्थ्य शिक्षा के सिद्धांतों की व्याख्या करें?

उत्तरः वर्ष 2020 की प्रश्न संख्या 5.4 देखें।

5.6 **Discuss major health problems in India. Explain any one health problem in details in India.** भारत की प्रमुख स्वास्थ्य समस्याओं के बारे में चर्चा करें। भारत में किसी एक स्वास्थ्य समस्या के बारे में विस्तार से बताएं?

उत्तरः वर्ष 2021 की प्रश्न संख्या 5.4 देखें।

COMMUNITY HEALTH NURSING–I

December 2021

Course: Diploma in General Nursing and Midwifery   **Year:** First

Subject: Community Health Nursing–I   **Code:** 4504

Time: 3 hours   **M. Marks:** 75

---

1.   **Four options of answer of each question are given. Only one option is correct. Choose and write only correct option after writing question no. $(1 \times 5 = 5)$**

1.1   **Which level of health facility is the usual point of entry of a client into the health care delivery system?**

वितरण प्रणाली में ग्राहक के प्रवेश का सामान्य बिंदु स्वास्थ्य सुविधा का कौन सा स्तर है?

(a) Primary (प्राथमिक)

(b) Secondary (माध्यमिक)

(c) Intermediate (मध्यम)

(d) Tertiary (तृतीयक)

उत्तर: (a) Primary (प्राथमिक)   1

1.2   **The full form of PHC is**

पीएचसी का मतलब है

(a) Persons Health Care (व्यक्ति स्वास्थ्य देखभाल)

(b) Primary health centre (प्राथमिक स्वास्थ्य केंद्र)

(c) Physical health centre (शारीरिक स्वास्थ्य केंद्र)

(d) Primordial Health care (प्राथमिक स्वास्थ्य देखभाल)

उत्तर: (b) Primary health centre (प्राथमिक स्वास्थ्य केंद्र)   1

1.3   **Tertiary prevention is needed in which stage of the natural history of disease.**

रोग के प्राकृतिक इतिहास के किस चरण में तृतीयक रोकथाम की आवश्यकता होती है?

(a) Predromal (प्रीड्रोमल)

(b) Terminal (टर्मिनल)

(c) Pre-pathogenesis (पूर्व रोगजनन)

(d) Pathogenesis (रोगजनन)

उत्तर: (b) Terminal (टर्मिनल)   1

1.4   **Which one of the following is an unhealthy habit?**
निम्नलिखित में से कौन सी एक अस्वास्थ्यकर आदत है?
(a) Sharing food (भोजन साझा करना)
(b) Bathing twice a day (दिन में दो बार नहाना)
(c) Drinking boiled water (उबला हुआ पानी पीना)
(d) Eating without washing one's hand (बिना हाथ धोए भोजन करना)
उत्तर: (d) Eating without washing one's hand (बिना हाथ धोए भोजन करना)   1

1.5   **The one who provides help in a counselling is called the:**
परामर्श में सहायता प्रदान करने वाले को कहा जाता है
(a) Counsellor काउंसलर
(b) Counselee परामर्शदाता
(c) Therapist चिकित्सक
(d) Consultant सलाहकार
उत्तर: (a) Counsellor (काउंसलर)   1

2.   **Choose right and wrong in the following statements. ($1 \times 5 = 5$)**
सही और गलत का चयन किजिये

2.1   **Health Education is an example of primary prevention.**
स्वास्थ्य शिक्षा प्राथमिक रोकथाम का एक उदाहरण है।
उत्तर: सही   1

2.2   **Collection of health information of community is a objective of survey.**
समुदाय की स्वास्थ्य सूचना का संग्रह सर्वेक्षण का एक उद्देश्य है।
उत्तर: सही   1

2.3   **Radio is an example of an audio visual aid.**
रेडियो एक श्रव्यदृश्य सहायता का एक उदाहरण है।
उत्तर: सही   1

2.4   **Language is a verbal communication.**
भाषाएँ एक मौखिक संचार हैं।
उत्तर: सही   1

2.5   **Isolation is essential in all diseases.**
सभी बीमारियों में आइसोलेशन जरूरी है।
उत्तर: गलत   1

3. **Fill up the blanks: $(1 \times 5 = 5)$**

3.1 **The essential tool of communication is** ....
संचार का आवश्यक उपकरण.........................
उत्तर: language   1

3.2 **World Health Day is celebrated on** ....
विश्व स्वास्थ्य दिवस मनाया जाता है...........................
उत्तर: 7 April   1

3.3 **The officio secretary of Panchayat samiti is** ....
पंचायत समिति के पदेन सचिव...........................
उत्तर: Sarpanch   1

3.4 **ANM stands for** ....
एएनएम का मतलब...........................
उत्तर: Auxillary Nurse Midwife   1

3.5 **A Sub centre covers the population of** ....
एक उपकेंद्र........................... की आबादी को कवर करता है।
उत्तर: 5000   1

4. **Write short notes on any 4 of the following.**

4.1 **Health. (स्वास्थ्य)**
उत्तर: वर्ष 2019 की प्रश्न संख्या 5.5 देखें।

4.2 **Community health team (सामुदायिक स्वास्थ्य दल)**
उत्तर: सामुदायिक स्वास्थ्य दल (community health team)
समुदाय में स्वास्थ्य सेवा प्रदान करने के लिए जो विषेषताओं युक्त स्वास्थ दल का गठन किया जाता है उसे सामुदायिक स्वास्थ्य दल कहते हैं।

प्राथमिक स्वास्थ केन्द्र की टीम (Team at the PHC)

1. चिकित्सा अधिकारी (Medical officer)
2. ब्लाक एक्सटेन्सन शिक्षक (Block extension educator)
3. स्वास्थ्य सहायक (health assistant/Male and female)
4. स्वास्थ्य कार्यकर्ता (Health worker)
5. स्वास्थ्य गाइड (Health guide).

सामुदायिक स्वास्थ्य दल (Community health team)

1. चिकित्सक (Physician)
2. महिला स्वास्थ्य कार्यकर्ता (Female health worker)
3. विलेज हेल्थ गाइड (Village health guide)
4. पुरुष स्वास्थ्य कार्यकर्ता (Male health worker)

5. आंगनवाड़ी कार्यकर्ता (Anganwadi worker)
6. आशा (Asha)
7. PHN
8. जन्म सहायक/दाई (Birth attendant/dai)
9. पंचायत लीडर (Panchayat leader)
10. शिक्षक (teacher)

स्वास्थ्य देखभाल टीम के कार्य (Functions of health care team)

- मातृत्व एवं शिशु स्वस्थ्य देखभाल (Maternal and child health services)
- परिवार नियोजन (Family planning)
- गर्भपात (Medical termination of pregnancy)
- फैलने वाली बिमारियों की रोकथाम एवं नियंत्रण
- दाई का प्रशिक्षण (Dai training)
- आवश्यक घटनाओं का पंजीकरण (Registration of vital events)
- रिकार्ड की देखभाल करना
- प्राथमिक चिकित्सा देखभाल का प्रावधान (Provision of primary medical care)
- दल के कार्य (Team activities)
- सर्वे करना (To conduct survey)
- टीकाकरण कार्यक्रम का आयोजन करना
- फैलने वाली बीमारियों की पहचान कर रिपोर्ट करना।
- फोलो अप एवं रेफरल प्रदान करना
- स्वास्थ्य कार्यकर्ता को स्वास्थ्य कार्यक्रम के लिए मार्गदर्शन प्रदान करना।
- सामुदायिक मीटिंग करना
- मार्गदर्शन एवं निरीक्षण
- प्रशिक्षण प्रदान करना
- शिक्षा को नियमित रखना

4.3   Counselling. (काउंसलिंग)

उत्तरः काउंसलिंग: कांउसलिंग यानि परामर्श, एक ऐसी प्रक्रिया है जिसमें दो लोग शामिल होते हैं एक व्यक्ति जिसे अपनी समस्या का समाधान चाहिए और दूसरा व्यक्ति आपका एक्सपर्ट या मनोचिकित्सक हो सकता है।

काउंसलिंग के प्रकार (Types of counselling)

1. **पारस्परिक संबंधों की काउंसलिंग (Personal relationship counselling):** यदि व्यक्ति का रिश्ता अच्छा नहीं चलता है या उसे ठीक से निभा नहीं पता है। इसके अलावा दोनों के रिश्ते में बहुत परेशानी हो या समझ नहीं पाते हैं तो रिश्ते में दरार पड़ जाती है ऐसे में संबंधों के काउंसलर की सहायता की जरूरत होती है।

2. **मैरिज काउंसलिंग (Marriage counselling)**

    होने वाली शादी से लेकर शादी के बाद का जीवन कैसा होगा आदि का परामर्श लेने के लिए मैरिज काउंसलिंग की आवश्यकता होती है।

3. **मानसिक काउंसलिंग (Psychological counselling)**

    लोग अपने कामों में इतना व्यस्त हो जाते हैं कि अपनी दिनचर्या को खराब कर देते हैं। इस वजह से कामकाज ठीक न रहने से तनाव बढ़ता जाता है। ऐसे मामलों में मानसिक परामर्श की जरूरत पड़ती है जो आपको समस्या का समाधान कर तनाव से बाहर निकालते हैं।

4. **शरीर की छवि की काउंसलिंग (Body image counselling)**

    वह लोग जो जन्म के समय से बीमार या कमजोर होते हैं या किसी सदमे से प्रभावित हो, तो एक अच्छा काउंसलर ऐसे लोगों की मदद करता है।

5. **व्यवहारिक काउंसलिंग (Behaviural counselling)**

    लोगों में किसी तरह की घटना होने से या समय के चलते परेशानी का सामना करना पड़ता है। कुछ लोगों में ऐसी समस्या बचपन से ही होती है या दुर्घटना के कारण होती है।

6. **बच्चों की काउंसलिंग (Child counselling)**

    इसमें बच्चों को ठीक से समझने व जानने के लिए काउंसलिंग करते हैं ताकि बच्चों के व्यवहार पर नजर रख सकें और यह समझते हैं कि बच्चों को किन चीजों में अधिक आनंद आता है।

काउंसलिंग के फायदे (Benfits of counselling)

1. **दिमागी शांति (Mental peace):** परामर्श करने से व्यक्ति के विचारों में परिवर्तन होता है और मानसिक रूप से शांति मिलती है। व्यक्ति का दिमाग शांत होने से वो चीजें करने व सोचने में सफल होता है। व्यक्ति यह समझ जाता है कि अपने जीवन को आगे कैसे ले जाना है और अन्य लोगों में खुद को कैसे शामिल करना है।

2. **आत्म जागरूकता और आत्मनिरीक्षण (Self awareness and self inspection):** काउंसलिंग करने के मुख्य उद्देश्य व्यक्ति के अंदर आत्मविश्वास की जागरूकता करना और उनके कार्यों के लिए प्रोत्साहित करना होता है। जिस कार्य को करने में व्यक्ति असफल होता है उनमें परामर्श आपकी मदद करते हैं?

3. **निर्णय लेने में सहायक होना (Help in making decision):** परामर्श करने से व्यक्ति अपने विचारों को एक्सपर्ट के साथ सांझा करता है और अपने लक्ष्य को केंद्रित करता है। इसके अलावा सोच समझकर किसी भी मामले पर अपना निर्णय ले सकता है चाहे काम का हो या परिवार से जुड़ा हो।

4. **दिल के भाव व्यक्त करने की जगह** (Venting Space): परामर्श फायदेमंद होता है जिससे व्यक्ति की बात को सुना जाता है और समझकर उनकी परेशानी व तनाव को कम किया जाता है।

5. **आत्मसम्मान और सामाजिक कौशल में सुधार करना** (Improvement in self respect and social skills): कुछ लोगों में अपनी बातों को सबके सामने रखने से भय लगता है कि उनसे अच्छा नहीं हो पाएगा। परामर्श की मदद से व्यक्ति में आत्म सम्मान की भावना को बढ़ाया जाता है ताकि चिंता को दूर कर अपने अंदर की शक्ति को पहचान सकें।

6. **सभी अधिकारों और गलतियों से परे स्वीकृति** (Acceptance beyond rights and faults): परामर्श व्यक्ति को अपने लक्ष्य को प्राप्त करवाने में मदद करता है। इसके अलावा व्यक्ति के अधिकार का ज्ञान देना और व्यक्ति द्वारा हुई गलती को मानने की हिम्मत होना आदि में सहायता करता है।

4.4 Role of ANM in community. (समुदाय में ए एन एम की भूमिका)

उत्तरः समुदाय में ए एन एम की भूमिका

- ए एन एम उपकेन्द्रों पर काम करती हैं। ए एन एम से बहुउद्देशीय स्वास्थ्य कार्यकर्ता होने की उम्मीद की जाती है।
- ए एन एम मातृ एवं शिशु स्वास्थ्य के कार्य में महत्वपूर्ण भूमिका निभाती हैं।
- वह परिवार नियोजन सेवाओं को प्रदान करने एवं बढ़ावा देने में महत्वपूर्ण भूमिका निभाती हैं।
- वह समुदाय में जाकर लोगों को स्वास्थ्य एवं पोषण संबंधित शिक्षा प्रदान करती हैं।
- ए. एन. एम. अपने क्षेत्र में पर्यावरणीय स्वच्छता बनाए रखने के लिए कार्य करती हैं। इसके लिए वह स्थानीय प्रशासनिक इकाई के सदस्यों की सहायता लेती हैं।
- संचारी रोगों के नियंत्रण के लिए टीकाकरण करना
- संचारी रोगों की सूचना अधिकारियों तक पहुँचाना भी उनकी अहम भूमिका है।
- मामूली चोटों का उपचार तथा प्राथमिक चिकित्सा प्रदान करना।
- आपदा की स्थिति में सक्रिय रहना तथा ट्रायज, टेगिंग एवं प्राथमिक उपचार में भाग लेना।
- प्रत्येक ए एन एम को चार या पाँच आशा द्वारा समर्थित किया जाता है। पिछले सप्ताह या पखवाड़े में किए गए कार्यों की समीक्षा करने के लिए ए एन एम को आया के साथ साप्ताहिक या पाक्षिक बैठक करनी होती है।
- ए एन एम स्वास्थ्य देखभाल के पहलुओं पर आशाओं का मार्गदर्शन करती है।
- आंगनवाड़ी कार्यकर्ता के साथ, ए एन एम आशा के प्रशिक्षण के लिए एक संसाधन व्यक्ति के रूप में कार्य करती है।

- ए एन एम आशाओं को लाभार्थियों को संस्थान में लाने के लिए प्रेरित करती है ।
- आशा गर्भवती महिलाओं को जाँच के लिए ए एन एम के पास लाती है।

4.5   ASHA (आशा)

उत्तरः (Accredited Social Health Activist) (ASHA)

- राष्ट्रीय ग्रामीण स्वास्थ्य मिशन (National rural health mission) की स्थापना का महत्त्वपूर्ण अंग है ASHA.
- समुदाय के लोगों को, समुदाय में एवं समुदाय के लोगों द्वारा स्वास्थ्य सेवा प्रदान करने के उद्देश्य से आशा Cadre का निर्माण किया गया।

आशा का चयन (Selection of ASHA)

1. आशा बनने के लिए महिला में निम्नलिखित विशेषताएँ होनी चाहिए–
   - वह गाँव की स्थायी निवासी होनी चाहिए।
   - वह विवाहित, विधवा या तलाशुदा हो सकती है।
   - उसकी आयु 25–45 के बीच होनी चाहिए।
   - उसने आठवीं कक्षा तक औपचारिक शिक्षा प्राप्त की हो।
   - उसमें संचार एवं नेतृत्व की कुशलता हो।
2. प्रत्येक 1000 जनसंख्या में एक आशा का चुनाव एवं नियुक्ति की जाती है।

आशा (ASHA—Accredited Social Health Activist) का चयन राष्ट्रीय ग्रामीण स्वास्थ्य मिशन के अन्तर्गत किया जाता है। जिसके मुख्य कार्य है–

- गर्भवती महिलाओं को संस्थागत प्रसव कराने के लिए प्रोत्साहित करना।
- ग्रामीण महिलाओं को गर्भनिरोध की जानकारी देना एवं गर्भनिरोधक तरीके अपनाने के लिए प्रोत्साहित करना।
- बच्चों को प्रत्येक निर्धारित समय पर टीकाकरण के लिए लेकर अस्पताल आना।
- छोटी–मोटी बिमारियों एवं चोटों की प्राथमिक चिकित्सा करने में निपुण होना तथा जरूरत पड़ने पर इसे करना।
- ग्राम के सभी अनिवार्य आँकडे रखना या इनको ठीक प्रकार से रिकार्ड करने में अपने सुपरवाइजर की सहायता करना।
- ग्राम एवं उसके आस–पास स्वच्छता (sanitation) का ध्यान रखना तथा गाँव वालों की सहायता से पर्यावरण जल एवं आस–पास के स्थानों पर भी स्वच्छता रखना।

5.   Write in details of any 4 of the following.

5.1   What is communication. Explain the process of communication in health setting. संचार क्या है। स्वास्थ्य व्यवस्था में संचार की प्रक्रिया की व्याख्या कीजिए।

उत्तर: संचार वर्ष 2019 की प्रश्न संख्या 5.4 देखें।

स्वास्थ संचार प्रक्रिया सार्वजनिक स्वास्थ्य अभियानों, स्वास्थ्य शिक्षा और डॉक्टर और रोगी के बीच प्रचारात्मक स्वास्थ जानकारी संचारित करने का अध्ययन और अभ्यास है।

स्वास्थ्य में संचार प्रक्रिया विभिन्न प्रकार से प्रयोग में लाई जा सकती है।

- स्वास्थ्य संबंधी मुद्दे के बारे में दर्शकों का ज्ञान और जागरूकता बढ़ाना।
- किसी स्वास्थ्य समस्या के प्रति व्यवहार और दृष्टिकोण को प्रभावित करना।
- स्वास्थ्य प्रथाओं का प्रदर्शन करना।
- सार्वजनिक स्वास्थ्य परिणामों में व्यवहार परिवर्तन के लाभों को प्रदर्शित करना।
- किसी स्वास्थ्य मुद्दे या नीति पर एक स्थिति की वकालत करना।
- स्वास्थ्य सेवाओं के लिए मांग या समर्थन बढ़ाना।
- स्वास्थ्य के बारे में गलत धारणाओं के विरुद्ध बहस करना।
- रोगी एवं डॉक्टर के मध्य संवाद में सुधार करना।
- स्वास्थ्य देखभाल टीमों में प्रभावशीलता बढ़ाना।

स्वास्थ्य संस्था में संचार प्रक्रिया को प्रभावशाली बनाने के लिए निम्नलिखित कौशल आवश्यक हैं–

- **विश्वास (Confidence):** दूसरों के साथ विश्वास विकसित करने और कायम रखने के लिए विश्वास बहुत महत्वपूर्ण है। यदि स्वास्थ्य कर्मी के पास अद्यतन ज्ञान है, वह कुशल है और उसकी अपनी धारणा है, तो वह विश्वास से पूर्ण होगा।
- **विश्लेषक (Analytical):** इसका अर्थ है श्रोता या प्राप्तकरता पर संदेश के प्रभाव को परीक्षण करने की योग्यता। संचार के लिए स्वास्थ्यकर्मी को रोगी की मौखिक और अमौखिक प्रतिक्रिया का परीक्षण अवश्य कर लेना चाहिए।
- **उदारवादी (Open-minded):** उदारवादी संचार स्थिति में प्रवेश करके सूचना प्राप्त कर ही लेगा।
- **सक्रिय श्रोता (Active listener):** अच्छे संचारक के लिए सक्रिय श्रोता होना सर्वोत्तम गुण है। यह तो सिर हिलाने से, नेत्र-सम्पर्क रखते हुए भी हो सकता है।
- **समानुभूतिपूर्ण (Empathetic):** समानुभूति का अर्थ है रोगी की अनुभूति को स्वयं उसी प्रकार अनुभव करना, समानुभूति हो, इस से स्वास्थकर्मी रोगी की मदद कर सकता है।
- **ईमानदार (Honest):** किसी भी प्रकार की सूचना के आदान-प्रदान में सत्यनिष्ठा बहुत महत्वपूर्ण है, भले सूचना औपचारिक, अनौपचारिक, व्यक्तिगत या अन्तर वैयक्तिक हो।
- **गोपनीयता (Confidentiality):** सूचना को गुप्त रखना और समय पड़ने पर उसका प्रयोग रोगी की भलाई के लिए ही करना, इसके लिए गोपनीयता आवश्यक है।

- **ज्ञानपूर्ण (Knowledge):** प्रभावशाली संचार के लिए व्यावसायिक ज्ञान होना अत्यावश्यक है। इस बात का ज्ञान कि रोगी से क्या पूछना है और कैसे पूछना है, यह भी अनिवार्य है।
- **क्रमबद्धता (Systematic):** क्रमबद्धता का होना महत्त्वपूर्ण है क्योंकि अच्छा संचारक क्रमबद्ध रूप में और लक्ष्य के लिए आवश्यक सूचना ही देता है और प्राप्त करता है।
- **चातुर्य (Tactfulness):** चतुराई प्रभावी संचार के लिए केन्द्रीय गुण है। संदेश कैसे देना है और उसका उत्तर प्राप्त करना है यह अच्छे संचारक के अनिवार्य गुण है।

5.2 **Define primary health care. Write principles of primary health care. Write role of health worker in primary health care.**

प्राथमिक स्वास्थ्य देखभाल को परिभाषित कीजिए। प्राथमिक स्वास्थ्य देखभाल के सिद्धांत लिखिए। प्राथमिक स्वास्थ्य देखभाल में स्वास्थ्य कार्यकर्ता की भूमिका लिखिए।

उत्तर: प्राथमिक स्वास्थ्य देखभाल की definition और सिद्धांत वर्ष 2020 की प्रश्न संख्या 5.6 देखें।

प्राथमिक स्वास्थ्य देखभाल में स्वास्थ्य कार्यकर्ता की भूमिका (Role of health worker in Primary health care)

- सामान्य स्वास्थ्य देखभाल (General health care) प्रदान करना।
- रोगी को उसकी समस्या के अनुसार उपचार देना।
- यदि रोगी अधिक बीमार है तो उपयुक्त संस्थान में रेफर करना।
- आपातकालीन स्थितियों में रोगी को चिकित्सा प्रदान करना।
- रोगी को प्राथमिक उपचार (First aid) प्रदान करना।
- व्यक्तियों के स्वास्थ्य स्तर का समय-समय पर एवं नियमित (regular) आँकलन (assessment) करना।
- समुदाय स्वस्थ्य स्तर के कार्य का आँकलन (assessment) एवं समीक्षा (review) करना।
- स्वास्थ्य के प्रति समुदाय के लोगों में जागरूकता फैलाना।
- लोगों को अपनी स्वास्थ्य सेवाओं में भाग लेने के लिए प्रोत्साहित करना।
- महामारी (Epidemic) रोगों की निगरानी रखना तथा उनकी रोकथाम के उपाय करना।
- समुदाय में कार्यरत सभी स्वास्थ्य कर्मचारियों का प्रशिक्षण (training) लेना तथा उनके द्वारा किए गए कार्यों का निरीक्षण (inspection) करना।
- प्राथमिक स्वास्थ्य देखभाल की उन्नति एवं विकास का अवलोकन (observation) करना।

- राष्ट्रीय स्वास्थ्य कार्यक्रमों का सुदृढ़ संचालन करना तथा इन्हें विकास के कार्यक्रमो में सम्मिलित करना।

5.3 **Write the purpose of home visit. List articles of home visit bag. Write the principles of home visiting.**

गृहभ्रमण का उद्देश्य लिखिए। होमविजिट बैग की सूची लेख। गृहभ्रमण के सिद्धांत लिखिए।

उत्तरः होम विजिट के उद्देश्य (Purpose of home visit)

- रोगी को घर पर अच्छी नर्सिंग सेवा प्रदान करना।
- विभिन्न रोगों से सुरक्षा प्रदान करना।
- परिवार के स्वास्थ्य स्तर में विकास लाना।
- परिवार के स्वास्थ्य, टीकाकरण, पोषण स्तर एवं पर्यावरण खतरों का आँकलन करना।
- होम विजिट के समय घर पर स्वास्थ्य शिक्षण सेवाएँ प्रदान करना।

गृह-मुलाकात के थैले के सामान (Articles of home visit bag)

1. छोटा बाहरी कम्पार्टमेन्ट (दवा का कम्पार्टमेन्ट)
   - Iron एवं folic acid की टेबलेट
   - Paracetamol
   - ORS packet
   - Multi vitamin एवं अन्य दवाएँ
2. बड़ा बाहरी कम्पार्टमेन्ट (साफ कम्पार्टमेन्ट)
   - हाथ धोने का सामान
   - साबुन या हेन्ड वाश
   - साबुन दानी
   - तौलिया
   - नाखून साफ करने का ब्रश
   - मूत्र जाँच की किट
   - टेस्ट ट्यूब
   - टेस्ट ट्यूब होल्डर
   - टेस्ट ट्यूब स्टेण्ड
   - टेस्ट ट्यूब साफ करने का ब्रश
   - नमूना रखने की बोतल
   - स्पिरिट लैम्प
   - एप्रन
   - किडनी ट्रे

3. मध्य कम्पार्टमेन्ट (स्टेराइल कम्पार्टमेन्ट)
   - ड्रेसिंग ट्रे
   - थम्ब फोरसेप्स (दाँत वाली एवं बिना दाँत वाली)
   - अर्टरी फोरसेट्स
   - कैंची
   - छोटी कटोरी
   - पट्टी एवं पट्टी के पेड
   - ढकने का सामान (drapes)
   - Solutions
   - बीटाडीन
   - Acetic acid
   - Spirit
   - थर्मोमीटर (मुँह एवं मलाशय वाला)
   - ड्रेसिंग का सामान

4. बाएँ तरफ का कम्पार्टमेन्ट (Accessory compartment)
   - स्टेथोस्कोप (stethoscope)
   - इंच टेप (Inch tape)
   - मापने का कप (Measuring cup)
   - नेल कटर (Nail cutter)
   - Disposal syringe
   - पटियाँ
   - माचिस
   - छोटी कैंची
   - ड्रापर (Dropper)

5. अन्दरूनी कम्पार्टमेन्ट (पेपर कम्पार्टमेन्ट)
   - पेपर बैग
   - अखबार
   - फ्लैस कार्ड/फ्लिप चार्ट
   - रिकॉर्डिंग के लिए सफेद कागज़
   - पारिवारिक फोल्डर
   - सर्वे का फारमेट
   - केस स्टडी शीट

होम विजिट के उद्देश्य (Principle of home visiting)

- होम विजिट का संचालन योजनाबद्ध (planned) तरीके से होना चाहिए।
- यह उद्देश्यपूर्ण (purposeful) होनी चाहिए।

- होम विजिट के समय एवं अंतरालों में नियमितता (regularity) होनी आवश्यक है।
- होम विजिट को परिवार एवं उसके हालात के अनुसार लचीला (flexible) रखना चाहिए।
- होम विजिट स्वैच्छिक (voluntary) एवं परिवार के सदस्यों के लिए सुविधाजनक (convenient) होनी चाहिए।
- होम विजिट से नर्स एवं परिवार के बीच अच्छे सम्बंधों की स्थापना होनी चाहिए।
- होम विजिट शिक्षाप्रद (educative) होनी चाहिए।
- प्रत्येक होम विजिट का समय–समय पर मूल्यांकन (evaluation) करते रहना चाहिए।
- होम विजिट को हमेशा रिकार्ड (record) करना चाहिए।

5.4 **Discuss about major health problems in India. Explain any one health problem in details in India. भारत में प्रमुख स्वास्थ्य समस्याओं के बारे में चर्चा करें। भारत में किसी एक स्वास्थ्य समस्या को विस्तार से समझाइए।**

उत्तर: विभिन्न स्वास्थ्य समस्याओं को विभिन्न वर्गों में विभाजित किया जा सकता है। यह स्वास्थ्य समस्याएँ हैं–

1. संक्रामक रोग संबंधित समस्याएँ
   - ट्यूबरक्लोसिस (Tuberculosis)
   - यौन रोग (Sexuality transmitted diseases)
   - कोलरा (Cholera), टाइफाइड या मोतीझरा (Typhoid)
   - एक्यूट रेस्पिरेटरी संक्रमण (Acute respiratory infection)
   - चेचक (Chicken pox) एवं खसरा (Measles)
   - डिप्थीरिया (Diphtheria)
   - काली खाँसी (Whooping cough)
   - टिटनस (Tetanus)
   - पोलियो (Polio)
   - डायरिया (Diarrheal diseases)
   - स्केबीज (Scabies)

2. जनसंख्या वृद्धि समस्याएँ
   - मातृ मृत्यु दर (MMR) एवं शिशु मृत्यु दर (Infant mortality rate) में बढ़ोत्तरी।
   - चिकित्सकीय सुविधाओं का अनियमित एवं असमान वितरण।

3. अनुचित पोषण संबंधित समस्याएँ
   - प्रोटीन एनर्जी मालन्यूट्रिशन (Protein energy malnutrition-PEM)
   - एनीमिया (Anemia)
   - घेंघा (Goiter) आदि।

4. गैर–संक्रामक रोग (Non communicable diseases) संबंधित समस्याएँ
   * हृदय एवं रक्तवाहिकाओं की बीमारी जैसे उच्च रक्तचाप (Hypertension)
   * श्वसन तंत्र की बीमारी (Respiratory Diseases)
   * मेन्टल डिस्आर्डर (Mental disorder)
   * कर्क रोग (Cancer)
   * मधुमेह (Diabetes)
   * अंधापन (Blindness)
   * एक्सिडेंट (Accident) आदि।
5. पर्यावरण प्रदुषण संबंधित समस्याएँ
   जैसे कम सुनना (Deafness), चिड़चिड़ापन (Irritability), थकान (Fatigue) उदरीय संक्रमण (Oral-faccal contamination) आदि।
6. व्यवसायिक स्वास्थ्य संबंधित स्वास्थ्य समस्याएँ
   * सिलिकोसिस (Silicosis)
   * फार्मरस लंग (Farmers lung)
   * इनफर्टिलिटी (Infertility) आदि।

क्षय रोग (Tuberculosis)

यह रोग माइकोबैक्टीरियम ट्यूबरकुलोसिस (Mycobacterium tuberculosis) के संक्रमण से होता है। यह मुख्यतः फुप्फुसों [Pulmonary-80%] में होता है। किन्तु शरीर के अन्य अंगो को भी प्रभावित करता है।

चिन्ह एवं लक्षण (Sign and symptoms)

* खांसी 3 सप्ताह या अधिक समय से।
* बुखार, अधिकतर शाम को बुखार का बढ़ना।
* रात्रि में पसीना आना (Night sweats)
* वजन में कमी (Weight loss)
* भूख में कमी (Anorexia)
* थकान (Fatigue)
* सीने में दर्द (Chest pain)
* साँस लेने में तकलीफ (Dyspnea)
* बलगम या खांसी के साथ खून आना (Haemoptysis)

नैदानिक परीक्षण (Diagnostic Examination)

* रोगी के लक्षण देखना एवं शारीरिक परीक्षण करना।
* बलगम की साधारण सूक्ष्मदर्शी जाँच तथा AFB करना (Microscopic Examination of Sputum and AFB Test)
* Chest X-ray

- ट्यूबरकुलिन टेस्ट (Tuberculin test) या मॉनटास्क टेस्ट (Mantoux test)
- टिसू बायोप्सि (Tissue biopsy)
- ELISA टेस्ट

प्रबंधन (Management)

1. **औषधि (Medicine)**

   TB के रोगी के उपचार के लिए DOTS थेरेपी का प्रयोग करेंगे। इसकी मुख्य औषधि हैं।
   - स्ट्रेप्टोमाईसिन (Streptomycin)
   - रिफैम्पिसिन (Rifampicin)
   - आइसोनियाजिड (Isoniazid)
   - पाइरेजिनामाइड (Pyrazinamide)
   - इथेम्बूटॉल (Ethambutol)

2. **आहार (Nutrition)**
   - रोगी को पोषक एवं संतुलित आहार (balanced diet) प्रदान करेंगे।
   - रोगी को प्रोटीन की अधिक मात्रा प्रदान करेंगे।
   - रोगी को पर्याप्त द्रव लेने को प्रेरित करेंगे।

3. **उपयुक्त आराम (Adequate rest)**
   - क्योंकि रोगी क्षय रोग में कमजोर हो जाता है। उसका वजन घट जाता है एवं उसे जल्दी थकान होने लगती है। इसलिए रोगी को सम्पूर्ण आराम देना चाहिए।

4. **अन्य उपचार/उपाय (Other treatments)**
   - उपचार के पूरा होने पर रोगी को फॉलो–अप (Follow-up) के लिए बुलाना।
   - संक्रामकता अवधि (contagious period) में रोगी को पूर्ण हवादार एवं स्वच्छ कक्ष में रखना चाहिए। उसे मास्क पहनाना चाहिए। घरवालों को उचित बचाव उपाय अपनाने चाहिए।
   - रोगी के कफ या थूक (sputum) का तुरंत एवं उपयुक्त निस्तारण (immediate and appropriate disposal) करना।
   - क्षय रोग (T.B.) की रोकथाम एवं उपचार से संबंधित स्वास्थ्य शिक्षा देना।

5.5 Explain in brief about roles and responsibilities of ANM in National Health Programme.

राष्ट्रीय स्वास्थ्य कार्यक्रमों में एएनएम की भूमिकाओं और जिम्मेदारियों के बारे में संक्षेप में बताएं?

उत्तरः समुदाय में ए एन एम की भूमिका

- ए एन एम उपकेन्द्रों पर काम करती हैं। ए एन एम से बहुउद्देशीय स्वास्थ्य कार्यकर्ता होने की उम्मीद की जाती है।
- ए एन एम मातृ एवं शिशु स्वास्थ्य के कार्य में महत्वपूर्ण भूमिका निभाती हैं।
- वह परिवार नियोजन सेवाओं को प्रदान करने एवं बढ़ावा देने में महत्वपूर्ण भूमिका निभाती हैं।
- वह समुदाय में जाकर लोगों को स्वास्थ्य एवं पोषण संबंधित शिक्षा प्रदान करती हैं।
- ए एन एम अपने क्षेत्र में पर्यावरणीय स्वच्छता बनाए रखने के लिए कार्य करती हैं। इसके लिए वह स्थानीय प्रशासनिक इकाई के सदस्यों की सहायता लेती हैं।
- संचारी रोगों के नियंत्रण के लिए टीकाकरण करना।
- संचारी रोगों की सूचना अधिकारियों तक पहुँचाना भी उनकी अहम भूमिका है।
- मामूली चोटों का उपचार तथा प्राथमिक चिकित्सा प्रदान करना।
- आपदा की स्थिति में सक्रिय रहना तथा ट्रायज, टेगिंग एवं प्राथमिक उपचार में भाग लेना।
- प्रत्येक ए एन एम को चार या पाँच आशा द्वारा समर्थित किया जाता है। पिछले सप्ताह या पखवाड़े में किए गए कार्यों की समीक्षा करने के लिए ए एन एम को आया के साथ साप्ताहिक या पाक्षिक बैठक करनी होती है।
- ए एन एम स्वास्थ्य देखभाल के पहलुओं पर आशाओं का मार्गदर्शन करती है।
- आंगनवाड़ी कार्यकर्ता के साथ, ए एन एम आशा के प्रशिक्षण के लिए एक संसाधन व्यक्ति के रूप में कार्य करती है।
- ए एन एम आशाओं को लाभार्थियों को संस्थान में लाने के लिए प्रेरित करती है।
- आशा गर्भवती महिलाओं को जाँच के लिए ए एन एम के पास लाती है।

5.6 **Discuss the different types and uses of AV Aids. एवी एड्स के विभिन्न प्रकारों और उपयोगों पर चर्चा करें।**

उत्तरः वर्ष 2019 की प्रश्न संख्या 4.4 देखें।

COMMUNITY HEALTH NURSING–I

August 2020

Course: Diploma in General Nursing and Midwifery   **Year:** First
Subject: Community Health Nursing-I   **Code:** 4504
Time: 3 hours   **M. Marks:** 75

1. **Four options of answer of each question are given. Only one option is correct. Choose and write only correct option after writing question no. (1 × 5 = 5)**

1.1 **Unit for measuring noise is known as:**
शोर को मापने की इकाई है:
(a) Decibel (डेसिबल)
(b) Meter (मीटर)
(c) Lux (लक्स)
(d) None (कोई नहीं)
उत्तर: (a) Decibel (डेसिबल)   1

1.2 **Presence of fluoride in drinking water prevent:**
पीने के पानी में फ्लोराइड की उपस्थिति से बचाता है।
(a) Blindness (अंधापन)
(b) Rickets (सूखा रोग)
(c) Dental caries (दंत क्षय)
(d) All of these (सभी)
उत्तर: (c) Dental caries (दंत क्षय)   1

1.3 **Pure water is available from:**
शुद्ध पानी से उपलब्ध होता है:
(a) Deep well (गहरे कुएँ से)
(b) Shallow well (कुएँ से)
(c) Springer (झरना)
(d) River (नदी से)
उत्तर: (a) Deep well (गहरे कुएँ से)   1

1.4 **The nutrients give high colories in diet:**
ये पोषक पदार्थ आहार में अधिक ऊर्जा प्रदान करते हैं:
(a) Carbohydrates (कार्बोहाइड्रेट्स)

(b) Fats (वसा)

(c) Protein (प्रोटीन)

(d) Vitamins (विटामिन्स)

उत्तर: (b) Fats (वसा) 1

1.5 Nosocomial infection is also known as:

नोजोकोमियल संक्रमण को .... नाम से भी जाना जाता है:

(a) Throat infection (गले का संक्रमण)

(b) Droplet infection (बिन्दुक संक्रमण)

(c) HIV (एच०आई०वी०)

(d) Hospital acquired infection (अस्पताल से प्राप्त संक्रमण)

उत्तर: (d) Hospital acquired infection (अस्पताल से प्राप्त संक्रमण) 1

2. Choose right and wrong in the following statements. $(1 \times 5 = 5)$

2.1 Amla is good source of Vitamin-B.

आँवला विटामिन-बी का एक अच्छा स्रोत है।

उत्तर: गलत 1

2.2 National Malaria Eradication Programme was started in 1958:

राष्ट्रीय मलेरिया उन्मूलन कार्यक्रम वर्ष 1958 में प्रारम्भ हुआः

उत्तर: सही 1

2.3 Pentavalent vaccine is given to prevent Tuberculsosis.

पेन्टावेलेन्ट वैक्सीन टी०बी० की रोकथाम में लगाया जाता है।

उत्तर: गलत 1

2.4 Jaundice disease is prevented by immunization.

टीकाकरण से पीलिया रोग से बचाव होता है।

उत्तर: गलत 1

2.5 First dose of vitamin A given at 9 month.

विटामिन—ए की पहली खुराक 9 माह पर दी जाती है।

उत्तर: सही 1

3. Fill up the blanks. $(1 \times 5 = 5)$

3.1 Full form of CCH is ....

सी०सी०एच० का पूरा नाम .... है।

उत्तर: Certified community health 1

3.2 Vit. B12 is also known as ....

विटामिन बी12 को .... नाम से भी जाना जाता है।

उत्तर: Cobalamine 1

3.3 **Dengue fever is transmitted by .... mosquito.**

डेंगू बुखार ....मच्छर द्वारा फैलता है।

उत्तरः Aedes aegypti   1

3.4 **Insulin is secreted by...................**

इन्सुलिन..............द्वारा उत्पन्न होता है।

उत्तरः Beta cells of pancreas   1

3.5 **Universal donor blood group is ....**

सर्वदाता रक्त समूह................... है।

उत्तरः O   1

4. **Write short notes on any 4 of the following.**

4.1 **WHO. विश्व स्वास्थ्य संगठन।**

उत्तरः विश्व स्वास्थ्य संगठन **(W.H.O.)**

- यह संयुक्त राष्ट्र (United Nation) की एक विशेष एवं अराजनैतिक (Non-political) स्वास्थ्य एजेंसी है।
- इसका गठन 7 April 1948 में हुआ, जिसे विश्व स्वास्थ्य दिवस (World Health Day) के रूप में मनाया जाता है।
- इसका मुख्यालय जिनेवा (Geneva, Switzerland) में है।

WHO का उद्देश्य (Objective of WHO)

सभी व्यक्तियों द्वारा स्वास्थ्य के उच्च स्तर को प्राप्त करना। (The attainment by all people of the highest level of health)

संरचना **(Structure)**– इसके तीन प्राथमिक अंग होते हैं।

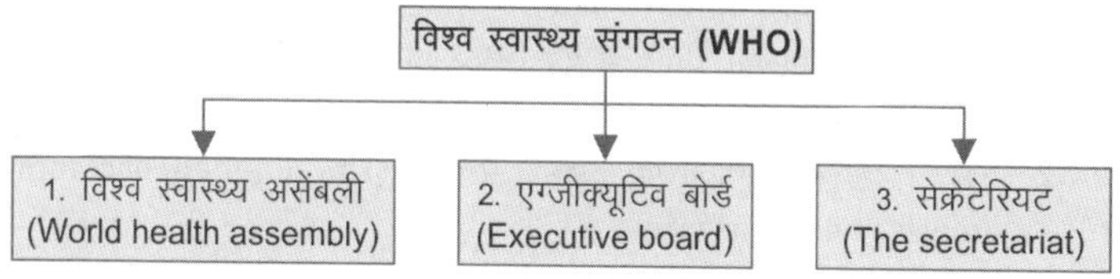

1. **विश्व स्वास्थ्य असेंबली (World health assembly)**

   - यह WHO का उच्च प्रशासनिक संगठन है।
   - इसके सदस्य वर्ष में एक बार Geneva में मिलते हैं तथा सम्मेलन करते है।
   - इस असेंबली में प्रत्येक सदस्य राष्ट्र के प्रतिनिधि भाग लेते हैं।
   - World health assembly के कार्यः
     - अंतर्राष्ट्रीय स्वास्थ्य नीति एवं कार्यक्रमों का निर्धारण करना।
     - पिछले वर्ष के स्वास्थ्य कार्यों की समीक्षा करना।
     - अगले वर्ष की आवश्यकता अनुसार बजट को स्वीकृति देना।

– तीन साल Executive board पर कार्य करने के लिए सदस्य राष्ट्र द्वारा व्यक्ति निर्धारित करना।

2. **एग्जीक्यूटिव बोर्ड (The Executive board)**
   - इस बोर्ड में 18 सदस्य होते हैं तथा प्रत्येक सदस्य राष्ट्र द्वारा नियुक्त किया जाता है। अब इसकी संख्या 24–30 कर दी गयी है।
   - इसके सदस्य स्वास्थ्य क्षेत्र में प्रशिक्षित होते हैं।
   - इनकी नियुक्ति इनके राष्ट्र द्वारा की जाती है, लेकिन वो अपने राष्ट्र का प्रतिनिधित्व नहीं करते।
   - यह प्रत्येक वर्ष दो बार Meeting करते हैं।
   - इसका मुख्य कार्य है World health assembly द्वारा बनाई नीति एवं कार्यक्रम को प्रभाव में लाना।
   - यह आपातकाल स्थिति में (जैसे महामारी, भूकंप आदि) में स्वयं शीघ्र निर्णय ले सकता है।

3. **सेक्रेटेरियट (The Secretariat)**
   - इसके मुख्य अधिकारी को Director General कहते है।
   - इसका मुख्य कार्य सदस्य राष्ट्रों को तकनीकी एवं प्रबंधन सहयोग (Technical and Management support) प्रदान करना है, ताकि यह राष्ट्र अपने राष्ट्रीय स्वास्थ्य कार्यक्रमों का विकास कर सकें।

सदस्यता (Membership)
   - W.H.O. की सदस्यता सभी राष्ट्रों के लिए खुली हुई है।

WHO के कार्य (Function of WHO)
1. विशेष बीमारियों की रोकथाम एवं नियंत्रण। (Prevention and control of specific diseases)
2. सम्पूर्ण स्वास्थ्य सेवाओं का विकास करना। (Development of comprehensive health services)
3. मातृत्व एवं शिशु स्वास्थ्य कार्यक्रम बनाना। (Development of maternal and child health related program)
4. वातावरण स्वस्थता संबंधित कार्य करना। (Work related to environment health)
5. स्वास्थ्य आँकड़े इकट्ठा करना तथा उसकी समीक्षा करना। (Collection of health statistics and its review)
6. जीव चिकित्सकीय अनुसंधान को सुदृढ़ करना। (Strengthening biomedical research)
7. स्वास्थ्य संबंधित साहित्य एवं जानकारी उपलब्ध कराना। (Availability of health literature and information)

8. अन्य संगठनों से सहयोग प्राप्त करना। (Cooperation with other organizations)

4.2 Fat. (वसा)

उत्तरः वर्ष 2019 की प्रश्न संख्या 4.5 देखें।

4.3 Levels of health care. (स्वास्थ्य देखभाल के स्तर)।

उत्तरः स्वास्थ्य देखभाल के स्तर (levels of health care)

स्वास्थ्य की देखभाल संबंधी सेवाएँ तीन स्तरों पर दी जाती है अर्थात् प्राथमिक द्वितीयक एवं तृतीयक स्तर।

1. प्राथमिक देखभाल (primary level care): यह व्यक्ति, परिवार और समुदाय के साथ राष्ट्रीय प्रणाली के माध्यम से संपर्क बनाने का प्रथम स्तर है जहाँ पर प्राथमिक स्वास्थ्य देखभाल उपलब्ध कराई जाती है। यह देखभाल के स्तर पर लोगों से बहुत घनिष्ठ रूप से संबंद्ध है जहाँ पर लोगों की स्वास्थ्य संबंधी समस्याओं का निदान और हल किया जाता है। इसमें प्राथमिक केन्द्र शामिल हैं।

2. द्वितीयक स्तर पर देखभाल (Secondary level care): यह स्वास्थ्य देखभाल का अगला उच्च स्तर है। इस स्तर पर बहुत ही जटिल स्वास्थ्य संबंधी समस्याओं का निपटान किया जाता है, जिनको प्राथमिक स्तर पर हल करना संभव नहीं है। इस प्रकार की देखभाल प्रायः जिला अस्पताल तथा सामुदायिक स्वास्थ केन्द्रों में की जाती है।

3. तृतीयक स्तर पर देखभाल (Tertiary level care): तृतीयक स्तर की देखभाल व्यवस्था द्वितीयक स्तर की देखभाल व्यवस्था से बहुत ही उत्तम होती है तथा यहाँ पर विशिष्ट सुविधाएँ और उत्तम स्तर के विशेषज्ञ स्वास्थ्य कार्यकर्ता उपलब्ध होते हैं। यह देखभाल क्षेत्रीय या केन्द्रीय स्तर की संस्थाओं द्वारा उपलब्ध कराई जाती है अर्थात् मेडिकल कॉलेज के अस्पतालों, विशिष्ट अस्पतालों में आदि।

4.4 IMNCI integrated management of neonatal and childhood illness. नवजात एवं बाल्यावस्था का एकीकृत प्रबन्धन।

उत्तरः नवजात और बचपन की बीमारी का एकीकृत प्रबंधन (IMNCI)

IMNCI बाल स्वास्थ्य के लिए एक एकीकृत दृष्टिकोण है जो संपूर्ण बच्चे की भलाई पर केंद्रित है। IMNCI का लक्ष्य मृत्यु, बीमारी और विकलांगता को कम करना और पाँच साल से कम उम्र के बच्चों में बेहतर वृद्धि और विकास को बढ़ावा देना है। IMNCI में निवारक और उपचारात्मक दोनों तत्व शामिल हैं जिन्हें परिवारों और समुदायों के साथ-साथ स्वास्थ्य सुविधाओं द्वारा भी लागू किया जाता है।

IMNCI के घटक (Components of IMNCI)

1. स्वास्थ्य देखभाल कर्मचारियों के केस प्रबंधन कौशल में सुधार करना।
2. स्वास्थ्य व्यवस्थाओं में सुधार
3. परिवार और सामुदायिक स्वास्थ्य प्रथाओं में सुधार।

स्वास्थ्य सुविधाओं में, IMNCI के फायदे (Benefits of IMNCI)

- वाहय रोगी सेटिंग में बचपन की बीमारियों की सटीक पहचान को बढ़ावा देता है।
- सभी प्रमुख बीमारियों का उचित संयुक्त उपचार सुनिश्चित करता है।
- देखभाल करने वालों की परामर्श को मजबूत करता है।
- गंभीर रूप से बीमार बच्चों के रेफरल में तेजी लाएं।
- इसका उद्देश्य रेफरल स्तर पर बीमार बच्चों की देखभाल की गुणवत्ता में सुधार करना हैं।

IMNCI कार्यान्वयन के लिए प्रमुख आवश्यकताएँ (Requirement for functioning of IMNCI)

- बाल स्वास्थ्य और विकास के लिए एक एकीकृत दृष्टिकोण पर एक राष्ट्रीय नीति और मानकों को अपनाना।
- देश की महामारी विज्ञान, दवाओं और वस्तुओं, प्रासंगिक नीतियों और आबादी द्वारा उपयोग किए जाने वाले स्थानीय खाद्य पदार्थों और भाषा के अनुकूलन के साथ, IMNCI नैदानिक दिशानिर्देशों की नियमित समीक्षा और अद्यतन review करना।
- एकीकृत मूल्यांकन (integrated assessment) उपचार और देखभाल करने वालों के प्रभावी परामर्श में स्वास्थ्य कार्यकर्ताओं के प्रशिक्षण, सलाह और समर्थन पर्यवेक्षण द्वारा प्राथमिक स्वास्थ्य सुविधाओं में देखभाल की गुणवत्ता में सुधार करना।
- रोकथाम और मामले के प्रबंधन के लिए आवश्यक दवाओं, प्रयोगशाला परीक्षणों और प्रमुख उपकरणों की उपलब्धता सुनिश्चित करना।
- वाहय रोगी क्लीनिकों से रेफर किए गए गंभीर रूप से बीमार बच्चों के प्रबंधन के लिए रेफरल मार्गों को मजबूत करना और अस्पतालों में देखभाल की गुणवत्ता में सुधार करना।
- बीमारी को रोकने के लिए परिवारों और समुदायों को सशक्त बनाना, बीमारी के लिए योग्य स्वास्थ देखभाल प्रदाताओं से समय पर देखभाल लेना, बीमार बच्चों के लिए पर्याप्त घरेलू देखभाल प्रदान करना और बच्चों के स्वास्थ्य विकास में सहायता करना।

4.5 Classification of food. (भोजन का वर्गीकरण)।

उत्तरः भोजन का वर्गीकरण कई आधारों पर किया जाता है। मुख्य वर्गीकरण इस प्रकार हैः

I. **कार्यात्मक वर्गीकरण (Classification based on function)**
   1. उर्जा प्रदान करने वाला भोजन (Energy providing foods): इसमें मुख्यतः कार्बोहाइड्रेट (Carbohydrate) एवं वसा (Fat) सम्मिलित है।
   2. शरीर निर्माण करने वाला भोजन (Body building food): इसमें मुख्यतः प्रोटीन (Protein) शामिल है।
   3. सुरक्षात्मक भोजन (Protective food): इसमें मुख्यतः विटामिन (Vitamins) एवं मिनरल (Minerals) शामिल है।

II. **स्त्रोत आधारित वर्गीकरण (Classification based on source)**
   1. प्राणी स्त्रोत से प्राप्त भोजन (Animal source): जैसे दूध, माँस आदि।
   2. वनस्पति स्त्रोत से प्राप्त भोजन (Vegetable source): जैसे दाल, अनाज, फल, सब्जियाँ।

III. **रासायनिक संरचना के आधार पर वर्गीकरण (Classification based on chemical composition)**
   1. कार्बोहाइड्रेट (Carbohydrate): उदाहरण अनाज
   2. प्रोटीन (Protein): उदाहरण दाल, मीट
   3. वसा (Fat): उदाहरण तेल, घी
   4. विटामिन (Vitamin): उदाहरण हरी सब्जियाँ
   5. मिनिरल या खनिज (Minerals): उदाहरण हरी सब्जियाँ, फल
   6. जल/पानी (Water)

IV. **पोषण मूल्य के आधार पर वर्गीकरण (Classification based on nutritive value)**
   1. अनाज (Cereal)
   2. सब्जियाँ (Vegetables)
   3. फल (Fruits)
   4. दालें (Pulses)
   5. तिलहन (Seeds)
   6. वसा या तेल (Oils)
   7. दूध एवं दुग्ध पदार्थ (Milk and milk products)
   8. चीनी एवं गुड़ (Sugar and jaggery)
   9. माँस व अण्डे (Meat and egg etc)

V. **चिकित्सकीय आधार पर वर्गीकरण (Classification based on clinical requirement)**
   1. ब्लेंड आहार (Bland diet)
   2. संतुलित आहार (Balanced diet)
   3. तरल आहार (Fluid diet)

4. नरम आहार (Soft diet)
5. विशेष आहार (Special diet)

4.6 Noise pollution (ध्वनि प्रदूषण)

उत्तरः ध्वनि प्रदूषण

परिभाषाः ध्वनि प्रदूषण किसी भी प्रकार के अनुपयोगी ध्वनियों को कहते हैं, जिससे मानव और जीव जन्तुओं को परेशानी होती है।

ध्वनि प्रदूषण के कारण (Causes of noise pollution)

1. **उद्योग (Industry):** लगभग सभी औद्योगिक क्षेत्र ध्वनि प्रदूषण से प्रभावित हैं। कल-कारखानों में चलने वाली मशीनों से निकलने वाली गड़गड़ाहट की आवाज से ध्वनि प्रदूषण फैलता है। ताप विद्युत केन्द्र में लगे बॉयलर और टरबाइन भी ध्वनि प्रदूषण के बड़े उदाहरण हैं।

2. **परिवहन के साधन (Modes of transpot):** परिवहन के सभी साधन कम या अधिक मात्रा में आवाज करते हैं। इनसे निकलने वाली आवाजों से ध्वनि प्रदूषण होता है। परिवहन के साधनों से ध्वनि प्रदूषण के साथ वायु प्रदूषण भी फैलता है।

3. **मनोरंजन के साधन (Sources of entertainment):** मनोरंजन के लिए उपयोगी उपकरण जैसे टी. वी रेडियो, टैप रिकॉर्डर, म्यूजिक सिस्टम (डी.जे.) आदि ध्वनि प्रदूषण के कारण हैं। उनसे उत्पन्न होने वाली तीव्र ध्वनि शोर का कारण बनती हैं।

4. **निर्माण कार्य (Construction work):** कंस्ट्रक्शन साइट पर होने वाले शोर से ध्वनि प्रदूषण फैलता है। भवनों, पुल, ब्रिज, सड़क, बांध आदि मकान समेत विभिन्न प्रकार के निर्माण के दौरान होने वाला शोर ध्वनि प्रदूषण का कारण बनता है।

5. **आतिशबाजी (Fireworks):** आतिशबाजी यानि पटाखे जलाना पर्यावरण प्रदूषण का सबसे बड़ा कारण है। यह ध्वनि प्रदूषण के लिए भी उतना ही जिम्मेदार है।

6. **रेल (Rail):** रेल आवागमन से भारी मात्रा में शोर होता है। रेल की पटरियों का शोर, ट्रेन के लोकोमोटिव इंजन और हार्न की तेज आवाज से लगभग 120 डी बी का शोर होता है। यह शोर ध्वनि प्रदूषण को बड़े स्तर पर बढ़ावा देता है।

7. **सैन्य उपकरण (Military instruments):** वायु सेना के एयर क्राफ्ट से बहुत शोर निकलता है। यह विमान पर्यावरण में बहुत बड़े स्तर पर ध्वनिप्रदूषण में वृद्धि करते हैं।

8. **अन्य कारण:** ध्वनि प्रदूषण के अन्य कारणों में धरने प्रदर्शन, रैलियाँ, नारेबाजी, राजनीतिक और गैर राजनीतिक रैलियों में उमड़ने वाली भीड़, कार्यक्रम में एकत्रित जनसमूहों का एक साथ वार्तालाप करना शामिल है।

ध्वनि प्रदूषण के प्रभाव (Effects of noise pollution)

1. ध्वनि प्रदूषण लोगों के काम करने की क्षमता और गुणवत्ता को कम करता है।
2. ध्वनि प्रदूषण हमारी एकाग्र क्षमता (concentration level) को प्रभावित करता है।
3. ध्वनि प्रदूषण के कारण गर्भवती महिलाओं के व्यवहार में चिड़चिड़ापन आता है। ध्वनि प्रदूषण के कारण कई बार गर्भपात की स्थिति बन जाती है।
4. ध्वनि प्रदूषण हमारी मानसिक शांति को भंग करता है।
5. यह हाई ब्लड प्रेशर की समस्या और मानसिक तनाव के लिए जिम्मेदार होता है।
6. ध्वनि स्तर 80 डी बी से 100 डी बी होने पर यह हमें बहरा बना सकता है।
7. तेज ध्वनि से पशुओं में नर्वस सिस्टम प्रभावित होता है।

ध्वनि प्रदूषण से बचाव के उपाय (Steps for prevention of noise pollution)

- सरकार एवं आम लोगों द्वारा मिलकर ध्वनि प्रदूषण कम करने का प्रयास।
- सड़क किनारे पौधारोपण कर पौधों की लंबी कतार खड़ी करके ध्वनि प्रदूषण को कंट्रोल किया जा सकता है। हरे पौधे ध्वनि की तीव्रता को 10 से 15 डी बी तक कम कर सकते हैं।
- हॉर्न के अनुचित उपयोग को बंद कर ध्वनि प्रदूषण को कम किया जा सकता है।
- प्रेशर हार्न पर रोक, इंजन व मशीनों की समय पर मरम्मत और बेहतर ट्रैफिक व्यवस्था के जरिए ध्वनि पर प्रदूषण को कम किया जा सकता है।
- निजी वाहनों की जगह पब्लिक ट्रांसपोर्ट का प्रयोग भी ध्वनि प्रदूषण कम कर सकता है।

5. **Answer in details of any 4 of the following.**

5.1 **Define health. Explain about dimensions and determinants of health.** स्वास्थ्य को परिभाषित कीजिए। स्वास्थ्य के आयाम एव तत्वों का वर्णन कीजिए।

उत्तर: स्वास्थ्य का अर्थ है ''शरीर, दिमाग या आत्मा का स्वस्थ तथा मजबूत होना जिसमें मुख्य रूप से शारीरिक बीमारी या दर्द न होना है।

स्वास्थ्य का अर्थ है, न केवल बीमारी या शारीरिक कमजोरी की अनुपस्थिति अपितु, शारीरिक, मानसिक और सामाजिक रूप से पूर्णतया स्वस्थ होना।

स्वास्थ्य के विभिन्न आयाम (Different dimensions of health)

हमारे शरीर को प्रभावित करने वाले आयाम निम्नलिखित हैं–

1. **पर्यावरणीय आयाम (Enviornmental dimensions):** मानव के भौतिक वातावरण के उन सभी घटकों का नियंत्रण जो उसके शारीरिक विकास,

स्वास्थ्य और अस्तित्व पर नकारात्मक प्रभाव डालते हैं। अधिकांश बीमारियों का कारण खराब पर्यावरण स्वच्छता ही है। अतः किसी भी स्वास्थ्य योजना का पहला कदम पर्यावरण नियंत्रण के द्वारा उन कारकों को नियंत्रित करना है जो स्वास्थ्य के लिए हानिकारक है।

2. **व्यावसायिक आयाम (Vocational dimension):** व्यावसायिक स्वास्थ्य आयाम का पहला कार्य सभी व्यवसाय में कार्यरत व्यक्तियों के स्वास्थ्य उन्नयन से संबंधित होता है। इस आयाम का मुख्य लक्ष्य सभी व्यवसायों में कार्यरत व्यक्तियों के शारीरिक, मानसिक और सामाजिक कल्याण के सर्वोच्च स्तर को प्रोत्साहित और संवर्द्धित करना है।

3. **शैक्षिक आयाम (Educational dimension):** शैक्षिक आयाम समाज को स्वास्थप्रद नियमों का पालन, अपने आस पास के वातावरण की स्वच्छता, पर्यावरण के संतुलन के प्रति जागरुकता, दैनिकचर्या की स्वास्थकर आदतें के विकास द्वारा व्यक्ति को स्वस्थ जीवनशैली अपनाने के प्रति जागरुकता का विकास करती है।

4. **उपचारात्मक एवं निवारणात्मक आयाम (Therapeutic and preventive dimension):** यह आयाम सामुदायिक स्वास्थ्य के अंतर्गत सामुदायिक निदान और सामुदायिक उपचार पर बल देता है। उपचारात्मक, निवारात्मक और उन्नायक स्वास्थ्य सेवाओं के एकीकरण को सामुदायिक स्वास्थ्य के अंतर्गत माना जाता है।

5. **सामाजिक आयाम (Social dimension):** यदि कोई व्यक्ति स्वयं को एक परिवार का सदस्य समझता है और व्यापक समुदाय पहचान की योग्यता रखता है तो यही सामाजिक स्वास्थ्य की ओर उसका पहला कदम है। एक व्यक्ति, जो समाज के अन्य सदस्यों के प्रति अपने उत्तरदायित्व को समझता है और आस पास के लोगों से संबंध बनाए रखने की योग्यता उसमें है, तो उसे सामाजिक रूप से स्वस्थ कहा जा सकता है।

6. **आत्मिक आयाम (Spiritual dimension):** भारतीय समाज में एक स्वस्थ व्यक्ति लगभग हर समय धार्मिक और नैतिक नियमों व आचरण का पालन करने का प्रयास करता है। सत्कार करना तथा दूसरों को हानि न पहुंचाना अच्छाई और न्याय की मूल शक्तियों में विश्वास, दूसरों की आवश्यकताओं को समझना और उन्हें पूरा करना, कर्त्तव्य एवं जिम्मेदारी के प्रति आबद्ध रहना, यह मार्मिक रूप से स्वस्थ व्यक्ति के गुण हैं।

7. **संवेगात्मक आयाम (Emotional dimension):** संवेग सम्पूर्ण मानवीय तंत्र स्वतः सशक्त अनुभूति है। संवेग मानव सत्कार को प्रेरित करते हैं। संतुलित एवं संवेगात्मक रूप से स्वस्थ व्यक्ति अपने संवेगों पर नियंत्रण रखने में सक्षम होता है। वह अपने संवेगों से अभिभूत नहीं होता है, अपनी क्षमता की सीमा समझने का प्रयास करता है, मनोरंजन की अच्छी आदतों का पालन करता है और विनोद-वृत्ति को विकसित करता है।

8. **पोषणात्मक आयाम (Nutritional dimension):** अच्छे स्वास्थ्य का सही आधार पोषण है। अधिकतर बीमारियों का कारण खराब पोषण ही होता है। दैनिक आहार में सभी खाद्य घटकों अर्थात् कार्बोहाइड्रेट, वसा, प्रोटीन, विटामिन, खनिजतत्व और जल की सही एवं संतुलित मात्रा लेना पोशणात्मक आयाम का केन्द्रीय बिन्दु है। शरीर को गतिशील होने के लिए आवश्यक कैलोरी की मात्रा या ताकत उचित आहार द्वारा ही पूर्ति होती है।

9. **शारीरिक आयाम (Physical dimension):** जब हम किसी व्यक्ति के स्वस्थ होने की बातें करते हैं तो सर्वप्रथम उसके शारीरिक स्वास्थ्य पर ध्यान देते हैं। ऐसा व्यक्ति जो दिखने में सतर्क, क्रियाशील, ओजस्वी और कर्मठ होता है उसे शारीरिक रूप से स्वस्थ कहा जा सकता है।

10. **मानसिक या बौद्धिक आयाम (Psychological and intelligence dimension):** शारीरिक स्वास्थ्य की अपेक्षा मानसिक स्वास्थ्य एक जटिल संकल्पना है। इसे मापना अत्यधिक कठिन है। सामान्यतः मानसिक रूप से अधिक अस्वस्थ व्यक्ति को जल्दी ही पहचाना जा सकता है। परन्तु उन व्यक्तियों को पहचानना कठिन होता है, जो दिखने में तो सामान्य लगते हों, परन्तु दूसरों की भावनाओं के प्रति संवेदनशील न हों और न ही उनके विचारों को समझ सकते हों।

स्वास्थ्य के आयाम (Determinants of health)

स्वास्थ्य एक बहुकारक आयाम है। स्वास्थ्य को प्रभावित करने वाले कारक मनुष्य के आंतरिक एवं बाह्य वातावरण, दोनों में पाए जाते हैं।

यह आयाम हैं–

1. **जैविक आयाम (Biological determinants)**
   - इसमें रोगी के Genes एवं Hereditary आते हैं।
   - जैविक कारक, स्वास्थ्य की एक विशेषता (Trait) को एक पीढ़ी से दूसरी पीढ़ी तक पहुँचाते हैं।

2. **व्यावहारिक एवं सामाजिक–सांस्कृतिक कारक (Behavioral and socio—cultural factors)**
   - जीवन शैली (Life style)
   - अभिभावक, दोस्त, भाई–बहन आदि का सामाजिक प्रभाव।

3. **वातावरण (Environment)**
   I. **आंतरिक वातावरण (Internal environmental)**
      - व्यक्ति के शरीर में होने वाले बदलाव एवं क्रियायें।
   II **बाह्य वातावरण (External environmental)**
      - वह कारक जिनके संपर्क में आने पर व्यक्ति पर प्रभाव पड़ता है।
        - भौतिक कारक (Physical factors)

- जैविक कारक (Biological factors)
- मानसिक कारक (Psychological factors)
- सामाजिक कारक (Social factors)

4. **सामाजिक एवं आर्थिक हालात (Socio—economic condition)**
   - आर्थिक स्तर (Economic status)
   - शिक्षा स्तर (Educational status)
   - व्यवसाय (Occupation)
   - राजनैतिक तंत्र (Political system)

5. **स्वास्थ्य सेवाएँ (Health services)**

6. **लिंग (Gender)**

7. **वृद्ध होने वाली जनसंख्या (Aging of population)**

8. **अन्य कारक (Other factors)**
   - विज्ञान एवं तकनीक (Science and technology)
   - जानकारी एवं संचार (Information and communication)
   - समानता एवं सामाजिक न्याय (Equity and social justice)

5.2   Define water pollution. Explain in details about source of water and its effect on health.

जल प्रदूषण को परिभाषित कीजिए। जल के स्रोत एवं स्वास्थ्य पर पड़ने वाले प्रभावों का विस्तृत वर्णन कीजिए।

उत्तरः जल प्रदूषण (Water Pollution): जल के भौतिक (physical), रासायनिक (chemical) तथा जैविक (biological) कारकों में होने वाले अवस्थित तथा हानिकारक परिवर्तनों को जल प्रदूषण कहते हैं।

जल के स्रोत (Source of water)

1. वर्षा जल **(Rain water)**
2. भूमिगत जल **(Ground water)**
   - उथला कुआँ (Shallow well)
   - गहरा कुआँ (Deep well)
3. सतही जल **(Surface water)**
   - नदियाँ (River)
   - झरना (Spring)
   - नलकूप (Tube well)

जल प्रदूषण के स्वास्थ्य पर पड़ने वाले प्रभाव (Effect of water pollution on health)

- विभिन्न सर्वेक्षणों से पता चलता है कि 35 प्रतिशत शिशु कुपोषण के शिकार हैं।
- बच्चे प्रदूषित जल पीने से दस्त का शिकार होते हैं।
- कई जलजनित संक्रामक रोग जल प्रदूषण के मल प्रदूषण से जुड़े हुए है और संक्रमण के मल-मौखिक (fecal-oral) मार्ग के परिणाम होते हैं।
- प्रदूषित पानी से जुड़े स्वास्थ्य जोखिम में श्वसन रोग, कैंसर, दस्त, तंत्रिका संबंधी विकार (nevorus disorders) और हृदय रोग शामिल हैं।
- ग्रामीण लोगों में कैंसर का अधिक मात्रा में पाया जाना क्योंकि वह बिना उपचार किया जल ग्रहण करते हैं। अनुचित स्वच्छता तथा जल आपूर्ति के कारण लोगों को बीमारी का अधिक खतरा रहता है। प्रदूषित पानी के कारण लोगों में हैजा, कोलरा, शिंगेलोसिस आदि बीमारियाँ होती हैं।
- प्रदूषित पानी में साल्मोनेला बैक्टीरिया पाया जाता है। यह बैक्टीरिया पानीदार या खूनी दस्त, पेट में ऐंठन, उल्टी और मिचली जैसे लक्षण उत्पन्न करता है। इस रोग से लोगों में मृत्यु भी हो जाती है।
- टाइफाइड बुखार के रूप में भी जाना जाता है। टाइफाइड आम जल प्रदुषण रोगों में से एक हैं।
- जिआर्डियासिस, दूषित पानी से उत्पन्न होने वाली एक खतरनाक बीमारी है और जिआर्डिया लैम्ब्लिया नामक जल जनित रोगजनक की उपस्थिति के कारण होती है।
- आर्सेनिकोसिस (Arsenicosis) आर्सेनिक विशाक्तता के रूप में भी जाना जाता है और यह शरीर में आर्सेनिक के अत्यधिक स्तर के कारण होता है; जो प्रदूषित पानी के लगातार सेवन से होता है।
- पोलियो माइलाइटिस जिसे पोलियों भी कहते हैं जल प्रदूषण से होने वाली खतरनाक बीमारी है। यह केन्द्रिय तंत्रिका तंत्र को प्रभावित करती है।
- पानी में उपस्थित परक्लोरेट जैसे रसायन थायरॉइड प्रणाली को खराब कर देते हैं।
- बढ़ता जल प्रदूषण मलेरिया फैलाने वाले मच्छरों के लिए प्रजनन का स्थल हैं।
- प्रदूषित पानी से नहाने से कई गंभीर बीमारियाँ हो जाती हैं। जैसे गुलाबी आँखें, चकत्ते आदि।

5.3   Classification of vitamins. Explain vitamin D in details.

विटामिन का वर्गीकरण एवं विटामिन-डी का विस्तृत वर्णन करें।

उत्तर: विटामिन का वर्गीकरण वर्ष 2019 की प्रश्न संख्या 5.2 देखें।

विटामिन डी (Vitamin D)

रासायनिक नाम (Chemical name): स्टेरॉल ओर, इसे सूर्य का विटामिन भी कहते हैं।

वर्गीकरण (Classification)

1. विटामिन डी2 या एरगोकेल्सिफेरॉल (Vitamin D2 or Ergocalcierol)
2. विटामिन डी3 या कोलेकेल्सिफेरॉल (Vitamin D3 or Cholecaiciferol)

कार्य (function)

1. यह शरीर की हड्डियों को बनाने और संभाल कर रखने में मदद करता है।
2. यह शरीर में कैल्शियम के स्तर को नियंत्रित रखता है।

विटामिन डी की प्राप्ति के स्रोत (Sources of Vitamin D)

- सूर्य की धूप (पाराबैंगनी (UV) किरणें)
- दूध
- मक्खन
- पनीर
- सूखी चरी
- अण्डे की जर्दी
- मछली के liver का तेल (Code liver oil of fish)

विटामिन डी की कमी से होने वाले रोग (Disease caused by deficiency of vit D)

- इसके अभाव में हड्डियाँ कमजोर हो जाती हैं और टूट भी सकती हैं। (fracture)
- बच्चों में इसकी कमी से रिकेट्स (Rickets) होता है।
- व्यस्क लोगों में हड्डी के मुलायम होने को ओस्टीयोमलेशिया (osteoma-lacia) कहते हैं।
- यह ओस्टियोपोरोसिस (हड्डियों का पतला एवं कमजोर होना) भी करता है।
- इससे शरीर के विभिन्न अंगों में जैसे गुर्दे में, दिल में, खून की नसों (blood vessels) में, पथरी हो सकती है।
- इससे ब्लड प्रेशर या रक्तचाप बढ़ सकता है, खून में कोलेस्ट्रोल (Cholesterol) अधिक हो सकता है और दिल पर असर कर सकता है।
- इसके अभाव से चक्कर आना, कमजोरी लगना और सिरदर्द हो सकता है।

5.4   **Define health education. Explain the principle of health education.**
स्वास्थ्य शिक्षा को परिभाषित कीजिए। स्वास्थ्य शिक्षा के सिद्धान्तों का विस्तार से वर्णन कीजिए।

उत्तरः स्वास्थ्य शिक्षा की परिभाषा (Definition)

स्वास्थ्य शिक्षा, स्वस्थ्य जीवन शैली एवं आदतों का अपनाने, उसकी देखभाल करने हेतु सूचना, प्रोत्साहन एवं सहायता प्रदान करती है। इस उद्देश्य की प्राप्ति हेतु यह जरूरी पर्यावरण बदलाव को व्यक्त करती है एवं स्वास्थ्य शिक्षा से संबंधित व्यवसायिक प्रशिक्षणों (occupational training) तथा अनुसंधानों (reasearch) का संचालन करती है।

स्वास्थ्य शिक्षा के सिद्धांत निम्नलिखित हैं—

1. **नियोजन (Planning):** कोई कार्य नियोजन के बिना सफल नहीं हो पाता। इसलिए स्वास्थ्य शिक्षा देने से पहले स्वास्थ्य शिक्षा का विषय, उसके लिए उपलब्ध संसाधन, समय सीमा एवं उसकी स्वीकार्यता के बारे में आँकलन कर ही स्वास्थ्य शिक्षा का नियोजन करना चाहिए।

2. **सम्प्रेषण (Communication):** अच्छी एवं सफल स्वास्थ्य शिक्षा के लिए उचित एवं उत्तम संप्रेषण होना आवश्यक है। स्वास्थ्य शिक्षा देते समय भाषा सरल एवं संप्रेषण (यदि सम्भव हो तो स्थानीय भाषा) प्रभावी होना चाहिए।

3. **प्रेरणादायक (Motivational):** स्वास्थ्य शिक्षा का मुख्य उद्देश्य लोगों को स्वास्थ्य जीवनशैली अपनाने के लिए प्रेरित करना है। इसी कारण स्वास्थ्य शिक्षा को प्रेरणादायक बनाना चाहिए ताकि लोग नई आदतें, विचार एवं गतिविधियों को अपनाने के लिए प्रोत्साहित हों।

4. **रूचि (Interest):** व्यक्ति तभी सीखने का प्रयत्न करता है जब वह उस विषय में रूचि रखता है। इसलिए स्वास्थ्य शिक्षा उसी विषय पर देनी चाहिए जो लोगों को स्वास्थ्य संबंधी समस्याओं एवं जरूरतों पर आधारित हों।

5. **अच्छे मानवीय संबंध (Good human relation):** सफल स्वास्थ्य शिक्षा के लिए लोगों एवं स्वास्थ्य शिक्षक के बीच अच्छे, उदार एवं मधुर संबंध होने चाहिए।

6. **सहभागिता (Participation):** जब लोग किसी कार्य में सहभागिता प्रदान करते हैं तो उसमें रूचि और प्रोत्साहन दोनों उत्पन्न होता है एवं सहभागिता के कारण वह उस कार्य को स्वेच्छा से स्वीकार करते हैं एवं मान्यता प्रदान करते हैं। इसलिए स्वास्थ्य शिक्षा में व्यक्ति व समुदाय कि सहभागिता आवश्यक है।

7. **समझ (Comprehension):** स्वास्थ्य शिक्षा का नियोजन लोगों की मानसिक एवं सामाजिक सोच, उनकी शिक्षा के स्तर एवं उनकी स्वास्थ्य संबंधी पिछली जानकारी के आधार पर ही करना चाहिए। यह स्वास्थ्य संबंधित शिक्षा न सिर्फ उन तक पहुँच सके बल्कि उनकी समझ में आए एवं वह इसे सरलता से अपना सकें।

8. **स्वयं करना एवं सीखना (Learning by doing):** यदि व्यक्ति किसी कार्य को स्वयं करे तो वह जल्दी सीख सकता है। इसलिए स्वास्थ्य शिक्षा में

अधिक सक्रिय सहभागिता (active participation) एवं क्रियात्मक (activity centered) शिक्षण पर अधिक ध्यान देना आवश्यक है।

9. **शिक्षण के सूक्ति (Maxims of teaching):** यदि किसी व्यक्ति को सरल से कठिन, सामान्य से असामान्य, ज्ञात से अज्ञात तत्त्वों को सिखाएँ तो वह उसे सरल प्रकार से समझ सकता है एवं नई जानकारी को स्वीकार करने के लिए तैयार हो जाता है।

10. **पुनरावृत्ति (Repetition):** किसी विषय को बार–बार दोहराने से वह पुनर्बलन (reinforcement) का कार्य करता है एवं उस विषय की समझ ठोस होने लगती है। इसलिए पुनरावृत्ति एवं दोहराव आवश्यक है।

11. **योग्य नेतृत्व (Leadership):** यदि शिक्षक नेतृत्व में निपुण हैं या वह स्थानीय नेता है तो शिक्षा को अधिक प्रभावशाली बनाया जा सकता है एवं प्रत्येक जन तक पहुँचाया जा सकता है। इसलिए स्वास्थ्य शिक्षक प्रभावी, स्थानीय एवं नेतृत्व की क्षमता रखने वाला होना चाहिए।

12. **मूल्यांकन (Evaluation):** कोई भी शिक्षण कार्य मूल्यांकन के बिना पूरा नहीं हो सकता है। स्वास्थ्य शिक्षा की सफलता, असफलता, कमियों एवं उपलब्धियों का समय-समय पर मूल्यांकन करते रहना चाहिए।

5.5 **Define records and reports. Explain the types of records and reports.**

रिकार्ड और रिपोर्ट को परिभाषित कीजिए। रिकार्ड और रिपोर्ट के प्रकारों का वर्णन कीजिए।

उत्तर: रिकॉर्ड **(Record)**

तथ्य (facts), आँकडो (data), सूचना (information) एवं अन्य सूचना को एकत्रित कर लिखित (written) रूप में प्रस्तुत करने को रिकॉर्ड कहते हैं।

रिपोर्ट **(Report)**

किसी मुख्य विषय (subject) घटना (incident) तथ्य (facts) एवं सूचना (information) की मौखिक या लिखित जानकारी को एक व्यक्ति या स्थान से दूसरे व्यक्ति या स्थान तक सम्प्रेषण (communicate) करने की प्रक्रिया को रिपोर्ट कहते हैं।

रिकॉर्ड के प्रकार **(Type of record)**

I. अस्पताल में रखे जाने वाले रिकॉर्ड **(Records used/kept in hospital)**

- Family folder
- मातृ एवं शिशु स्वास्थ्य कार्ड (MCH record)
  - एन्टिनेटल कार्ड (Antenatal record)
  - टीकाकरण कार्ड (Immunity record)
- औषधि वितरण कार्ड (Medicine dispensing card)

- परिवार कल्याण रिकॉर्ड (Family welfare record)
- चिकित्सा एवं रेफरल रिकॉर्ड (Treatment and referral record)
- आवश्यक घटना का रिकॉर्ड (Vital events record)
- उपस्थिति रजिस्टर (Attendance record)
- औषधि भंडार पंजिका (Drug store inventory register)
- रोगी पंजीकरण रिकॉर्ड (Patient Registration Record)
- दैनिक डायरी (Daily diary)
- समुदाय की जानकारी संबंधित रिकॉर्ड (Record having general information about community)

II. **समुदाय या व्यक्तिगत स्वास्थ्य रिकॉर्ड (Community or personal health record)**
- शिशु स्वास्थ्य कार्ड (Child health card)
- टीकाकरण कार्ड (Immunization card)
- मातृत्व कार्ड (Maternal card)
- स्कूली बच्चों का स्वास्थ्य कार्ड (Health record of school going children)
- क्षय रोगी रिकॉर्ड (Tuberculosis patient record)
- व्यक्तिगत स्वास्थ्य रिकॉर्ड (Personal health record)

रिपोर्ट के प्रकार (Type of report)

1. **मौखिक रिपोर्ट (Oral report):** यह रिपोर्ट सामान्य संवाद (general communication) या टेलीफोन द्वारा दी जाती है। जैसे घटना का वर्णन (incident explanation).
2. **लिखित रिपोर्ट (Written report):** जो रिपोर्ट लिखित रूप में प्रस्तुत होती है। जैसे रात्रि एवं दिन की रिपोर्ट (Night and day report), सुपरवाइजर रिपोर्ट (Supervisor report), उपाख्यान (Anecdotal report) रिपोर्ट आदि।

5.6 Define primary health care and explain the principle and elements of primary health care. प्राथमिक स्वास्थ्य देखभाल को परिभाषित करो। इसके सिद्धान्त व तथ्यों का विस्तारपूर्वक वर्णन कीजिए।

उत्तर: प्राथमिक स्वास्थ्य देखभाल

प्राथमिक स्वास्थ्य देखभाल व्यक्ति, परिवार या समुदाय एवं स्वास्थ्य सेवाओं के बीच पहला संपर्क स्तर (Contact level) है। 1978 में अल्मा आटा (Alma Ata) सम्मेलन में प्राथमिक स्वास्थ्य पर विशेष बल दिया गया तथा इसमें जनता की सहभागिता (Community participation) को विशेष महत्व दिया गया। इसी के अंतर्गत 'सबके लिये स्वास्थ्य' (Health for all) का अंकन किया गया।

परिभाषा (Definition)

'प्राथमिक स्वास्थ्य देखभाल का अर्थ है, व्यक्तियों को सार्वजनिक रूप से सुलभ एवं स्वीकार्य, आवश्यक देखभाल प्रदान करना जिसमें लोगों की पूर्ण भागीदारी हो तथा जिसकी लागत, समुदाय एवं राष्ट्र उठाने में सक्षम हों।'

प्राथमिक स्वास्थ्य देखभाल के घटक (Element of primary health care)

इसके 8 प्रमुख घटक हैं जो निम्नलिखित हैं–

1. प्रचलित स्वास्थ्य समस्याओं तथा उनकी रोकथाम एवं नियंत्रण के तरीकों के बारे में शिक्षा प्रदान करना।
2. खाद्य आपूर्ति एवं उपयुक्त पोषण को प्रोत्साहित करना।
3. सुरक्षित जल की उपयुक्त आपूर्ति तथा मूलभूत स्वच्छता का ध्यान रखना।
4. मातृत्व एवं शिशु देखभाल प्रदान करना जिसमें परिवार नियोजन सेवाएँ शामिल हों।
5. संक्रमित रोगों के लिए टीकाकरण की सुविधा।
6. स्थानिक रोगों (Endemic disease) की रोकथाम एवं नियंत्रण।
7. सामान्य रोगों की क्षति (Injury) का यथोचित उपचार (Appropriate treatment)
8. आवश्यक दवाओं की सुगम उपलब्धि।

प्राथमिक स्वास्थ्य देखभाल के सिद्धांत हैं–

1. **बराबर वितरण (Equitable distribution)**

   बिना किसी प्रकार के भेदभाव (जैसे रंग–रूप, जाति, क्षेत्र, धर्म, धन, सम्पत्ति) के सभी लोगों में स्वास्थ्य सेवा का एक समान वितरण किया जाना चाहिए।

2. **सामुदायिक सहभागिता (Community participation)**

   इसका अर्थ है, समुदाय में समुदाय द्वारा ही सेवाओं को पहुँचाना (जैसे ASHA, TBA आदि)। इसके लिए व्यक्ति एक समुदाय से चुने जाते हैं तथा वह उस समुदाय के लोगों को स्वास्थ्य सेवाएँ उपलब्ध कराने में भाग लेते हैं एवं प्राथमिक देखभाल को और प्रभावशाली एवं मजबूत बनाते हैं।

3. **उपयुक्त तकनीक (Appropriate technology)**

   समुदाय के लोगो को स्वास्थ्य सेवाएँ प्रदान करते वक्त उनके सामाजिक, आर्थिक एवं शैक्षिक कारकों को ध्यान में रखकर, सामाजिक रूप से स्वीकार्य (Acceptable), आर्थिक रूप से सीमा में (Affordable) तथा वैज्ञानिक रूप से मान्य स्वास्थ्य सेवाएँ उपलब्ध कराना है।

4. **रोकथाम पर केन्द्र (Focus on prevention)**

    प्राथमिक स्वास्थ्य देखभाल का मुख्य उद्देश्य रोग की रोकथाम है। इसके लिए विभिन्न चिकित्सकीय एवं शैक्षिक तरीकों का प्रयोग होता है, ताकि लोग अपनी जीवन शैली में परिवर्तन कर स्वस्थ जीवन अपना सकें।

5. **बहुक्षेत्रीय समन्वयीकरण या तालमेल (Multisectorial co-ordination)**

    प्राथमिक स्वास्थ्य देखभाल सिर्फ चिकित्सकीय क्षेत्र में विकास से ही पूरी नहीं की जा सकती है। इसके लिए अन्य क्षेत्रों का सहयोग (जैसे आवास, पोषण, संचार, शिक्षा, कृषि) भी अत्यन्त आवश्यक है।

Course: Diploma in General Nursing and Midwifery   **Year:** First

Subject: Community Health Nursing-I   **Code:** 4504

Time: 3 hours   **M. Marks:** 75

---

1. Four options of answer of each question are given. Only one option is correct. Choose and write only correct option after writing question no. $(1 \times 5 = 5)$

1.1 **National Malaria Eradication Programme was started in which year:**
राष्ट्रीय मलेरिया उन्मूलन कार्यक्रम की शुरूआत हुई थी:
(a) 1994
(b) 1954
(c) 1953
(d) 1958
उत्तरः (d) 1958   1

1.2 **Scurvy results from defiency of:**
स्कर्वी .... की कमी के कारण होता है।
(a) Vitamin C (विटामिन–सी)
(b) Vitamin B (विटामिन–बी)
(c) Vitamin D (विटामिन–डी)
(d) Vitamin–A (विटामिन–ए)
उत्तरः (a) Vitamin C विटामिन–सी   1

1.3 **DPT vaccine is administered by which method:**
डी०पी०टी० का टीका किस विधि से दिया जाता है
(a) Oral route (मुँह द्वारा)
(b) IM route (अन्तः पेशीय)
(c) Intra dermal route (अन्तः त्वचा द्वारा)
(d) Subcutaneous (अधत्वचीय)
उत्तरः (b) IM route अन्तः पेशीय   1

1.4 **UNICEF was established in year:**
यूनीसेफ की स्थापना किस वर्ष में हुई:
(a) 1946
(b) 1947
(c) 1948
(d) 1949
उत्तर: (a) 1946   1

1.5 **Which of the following method removes the hardness of water:**
पानी की कठोरता को कम करने की विधि कौन सी है:
(a) Boiling (उबालना)
(b) Filteration (छानना)
(c) Storage (संग्रहण)
(d) None of these (कोई नहीं)
उत्तर: (a) Boiling (उबालना)   1

2. **Choose right and wrong in the following statements. ($1 \times 5 = 5$)**

2.1 **Tuberculosis is caused by contraminated water.**
क्षयरोग दूषित पानी पीने से होता है।
उत्तर: गलत   1

2.2 **World Health Organization is an international organization.**
विश्व स्वास्थ्य संगठन एक अन्तर्राष्ट्रीय संस्था है।
उत्तर: सही   1

2.3 **ICDS scheme was started in year 1970.**
आई०सी०डी०एस० स्कीम 1970 में प्रारम्भ हुई।
उत्तर: गलत   1

2.4 **Milk is a rich source of Iron.**
दूध में आयरन की भरपूर मात्रा होती है।
उत्तर: गलत   1

2.5 **Fresh air contain 20.93% of oxygen.**
शुद्ध हवा में 20.93% आक्सीजन होती है।
उत्तर: सही   1

3. **Fill up the blanks: ($1 \times 5 = 5$)**

3.1 **Temperature in cold chain is maintained between............... to**
....
कोल्ड चैन में तापमान ....से .... रखा जाता है।
उत्तर: 2°C-8°C   1

3.2 **One Community Health Centre covers population of ....**

एक सामुदायिक स्वास्थ्य केन्द्र.................... जनसंख्या को कवर करता है।

उत्तर: 1,20,00   1

3.3 **Tubectomy is a permanent .... contraceptive method.**

ट्यूबेक्टोमी एक स्थाई .... गर्भनिरोधक विधि है।

उत्तर: Female   1

3.4 **Unit for measuring noise is known as..........................**

शोर के माप को नापने की ....इकाई है।

उत्तर: decible

3.5 **One gram of protein give........................ calorie of energy.**

एक ग्राम प्रोटीन में ....कैलोरी ऊर्जा पायी जाती है।

उत्तर: 4   1

4. **Write short notes on any 4 of the following.**

4.1 **Referral system. रेफरल प्रणाली**

उत्तर: रेफरल प्रणाली

परिभाषा/Definition

यह एक ऐसी व्यवस्था है जहाँ रोगी को उपचार के लिए कम संसाधन एवं सुविधायुक्त चिकित्सालय से अधिक संसाधन एवं सुविधायुक्त चिकित्सालय में स्थानांतरित (transfer) कर दिया जाता हैं।

उदाहरण– प्राथमिक स्वास्थ्य केन्द्र (Primary health centre) से सामुदायिक स्वास्थ्य केन्द्र (Community health center) में भेजना।

महत्व/(Importance)

1. रोगी के उपचार के लिए सर्जरी, सभी प्रकार की निदानात्मक सेवाएँ (diagnostic services) उपलब्ध कराना।
2. रोगी को विशेषज्ञ सेवाएँ (specialized) उपलब्ध कराना।
3. यदि कोई रोगी प्राथमिक केन्द्र में प्रबंधित (manage) नहीं हो पा रहा तो कर्मचारी उसे बिना किसी उलझन के अच्छे अस्पताल में भेज सकें।
4. रोग का उपचार करते समय स्वास्थ्य कर्मी उपचार की सीमा में रहें।
5. रेफरल भेजने लायक रोगियों की समीक्षा (review) करना।
6. रोगी को सुरक्षित एवं सुविधापूर्ण रेफरल केन्द्र में स्थानांतरित करना।

रेफरल प्रणाली के स्तर (Level of referral system)

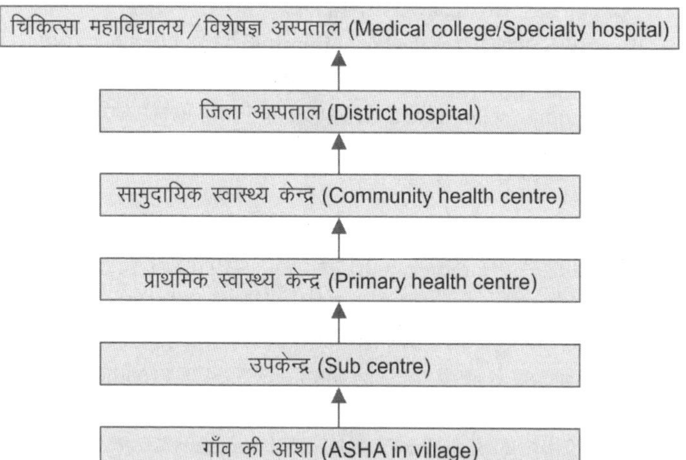

रेफरल के लिए रोगी की चयन प्रणाली (Selection of patient for referral)

किसी भी रोगी को रेफर (refer) नहीं किया जा सकता। रेफरल के लिए रोगी की विशेष कसौटी (criteria) होनी चाहिए। यह कसौटी है—

1. यदि रोगी मरणासन अवस्था (Fatal condition) में हो एवं उचित उपचार के बाद भी उसका बचना संभव न हो।
2. यदि रोगी की स्थिति गंभीर हो (serious condition) एवं रेफरल के द्वारा उसकी हालत में सुधार किया जा सकता हो।
3. सामान्य रोगी को यदि कोई खतरनाक (dangerous), तीव्र संक्रामक (severe infectious) रोग है तो ऐसे रोगी को भी रेफर कर सकते हैं।

रेफरल प्रणाली में नर्सिंग उत्तरदायित्व (Responsibility of nurse in referral system)

1. रेफरल प्रणाली क्या है एवं इसका कार्य किस प्रकार होता है, आदि की जानकारी नर्स को होनी चाहिए।
2. उसे रेफरल के लिए रोगी का चयन, कसौटी (criteria) को ध्यान में रखकर सावधानीपूर्वक करना चाहिए।
3. रोगी को प्राथमिक चिकित्सा (primary treatment) देकर उसकी स्थिति के स्थिर (stable condition) होने के बाद ही रेफर करना चाहिए।
4. रोगी को रेफरल के लिए स्थानांतरित (transfer) करते समय रिकॉर्ड में पूर्ण (complete) एवं सही (accurate) जानकारी साफ एवं स्पष्ट रुप से भरी जानी चाहिए।

5. रोगी को भेजने से पहले उसके रिकॉर्ड की पूरी जाँच कर, सभी रिकॉर्ड एक साथ संलग्न कर भेजने चाहिए।

6. गम्भीर अवस्था (critical condition) के रोगी को भेजते समय उसकी स्थिति के अनुसार आवश्यक प्राणरक्षक उपकरण एवं औषधियां (life saving equipment and medicine) भी उसके साथ भेजनी चाहिए।

7. रेफरल संस्था को टेलीफोन द्वारा पूर्व सूचना देना ताकि वह रोगी के उपचार की पहले से तैयारी कर सकें।

4.2   Immunization. (प्रतिरक्षण)

उत्तर: प्रतिरक्षण (immunization) की परिभाषा– प्रतिरक्षण वह प्रक्रिया है जिसके द्वारा किसी व्यक्ति की प्रतिरक्षा प्रणाली को किसी रोगकारक (Immunogen) के विरुद्ध सशक्त बनाया जाता है।

प्रतिरक्षण का सिद्धान्त यह है कि जब किन्ही वाह्य अणु (pathogen) को शरीर में प्रवेश कराया जाता है तो शरीर कि प्रतिरक्षा प्रणाली इससे लड़ना शुरू कर देती है। इतना ही नहीं प्रतिरक्षा प्रणाली कि स्मृति (memory) में यह बात अंकित हो जाती है, जिससे भविष्य में यदि वह वाह्य अणु (pathogen) प्रविष्ट होते हुए पाये जाते हैं तो प्रतिरक्षा प्रणाली तेजी से उन पर विजय प्राप्त करती है।

किसी बीमारी के विरुद्ध प्रतिरोधक क्षमता (immunity) विकसित करने के लिए जो दवा खिलाई या पिलाई या किसी अन्य रूप में दी जाती है, उसे टीका (vaccine) कहते हैं तथा यह क्रिया टीकाकरण (vaccination) कहलाती है।

राष्ट्रीय टीकाकरण अनूसूचि (National immunization schedule)

समय (अवधि)	टीका (Vaccine)
जन्म पर (At birth)	बी. सी. जी. (B.C.G.) ओ. पी. वी. (OPV-Oral polio vaccine)
डेढ़ महीना (6 हफ्ते)	बी. सी. जी. (यदि जन्म पर न लिया हो तो) डी. पी. टी. (DPT)–1 ओ. पी. वी. (OPV)–1 हिपेटाइटिस बी. (Hepatitis-B)–1 इन्फ्लूएंजा (Hib)–1
ढ़ाई महीने (10 हफ्ते)	डी. पी. टी. (DPT)–2 ओ. पी. वी. (OPV)–2 हिपेटाइटिस बी (Hepatitis-B)–2 इन्फ्लूएंजा (Hib)–2
साढ़े तीन महीना (14 हफ्ते)	डी. पी. टी. (DPT)–3 ओ. पी. वी. (OPV)–3 हिपेटाइटिस बी. (Hepatitis-B)–3 इन्फ्लूएंजा (Hib)–3

समय (अवधि)	टीका (Vaccine)
9 महीना	खसरे का टीका (Measles)
16–25 माह	डी. पी. टी.–बूस्टर (DPT Booster) ओ. पी. वी.–(OPV)–4 एम. एम. आर. (MMR) जपानीज एन्सेफलाइटिस (Japanese encephalitis)
5–6 वर्ष की आयु	डी. पी. टी. (DPT)
10 वर्ष	टी. टी. (TT)
16 वर्ष	टी. टी. (TT)
गर्भावस्था (4–5 महीने के बीच)	टी. टी (TT)–1 टी–टी (TT)–2 (पहली खुराक के एक महीने बाद) टी. टी. बूस्टर (यदि तीन साल में कभी टीका लिया है तो)
9, 18, 24, 30, 36 महीना	विटामिन ए (Vitamin A)

4.3 अण्डर फाइव क्लीनिक के बारे में लिखें। (**Write about Under Five Clinics**)

उत्तर: Under Five Clinics

- जन्म से लेकर पाँच वर्ष की आयु तक के बच्चे के वृद्धि एवं विकास (growth and development) को मॉनीटर करने एवं उसे किसी प्रकार के रोग से ग्रस्त होने से बचाने के लिए under five clinics की स्थापना की गई है।
- यह क्लीनिक एन्टीनेटल क्लीनिक (Antenatal clinic) के साथ ही चलाया जाता है।
- इसके तीन मुख्य धटक (Component) हैं–

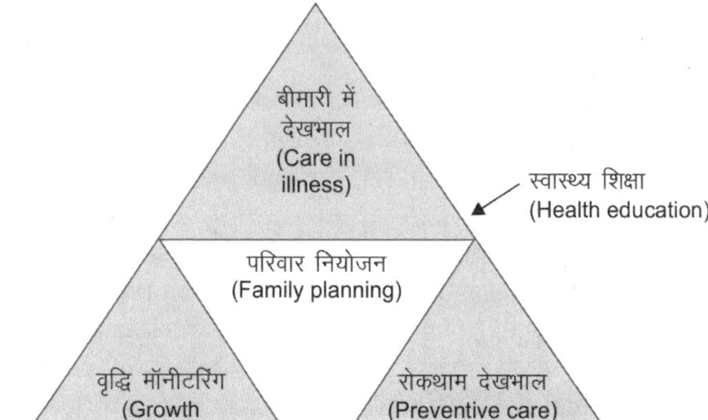

1. **वृद्धि मॉनीटरिंग (Growth monitoring)**

   इसमें बच्चे की शारीरिक एवं मानसिक वृद्धि (growth) एवं विकास (development) का आँकलन किया जाता है। खासतौर पर इसमें वजन की वृद्धि का आँकलन किया जाता हैं जो इस प्रकार है:

   * प्रथम वर्ष–प्रतिमाह 1 बार
   * द्वितीय वर्ष–दो माह में 1 बार
   * 5–6 वर्ष तक–तीन माह में 1 बार

   इस वजन को वृद्धि चार्ट (Growth chart) पर रिकॉर्ड करते हैं जो बच्चे का Growth curve दर्शाता है। इस Curve के अनुरुप बच्चे की अनुकूल (favorable) एवं प्रतिकूल (unfavorable) वृद्धि का आँकलन किया जाता है।

2. **रोकथाम देखभाल (Preventive care)**

   * **शारीरिक परीक्षण (Physical examination):** बच्चे का नियमित (regular) एवं निरंतर (continuous) समय–समय पर शारीरिक परीक्षण किया जाता है। जोखिम वाले (high risk) बच्चों को चिंहित कर उन्हें विशेष देखभाल प्रदान की जाती है।

   * **पोषण देखभाल (Nutritional care):** इस उम्र में बच्चों में पोषण की कमी (Nutritional deficiency) के रोगी होने की संभावना अधिक होती है, इसलिए इस क्लीनिक के माध्यम से बच्चे के उचित पोषण एवं आहार पर प्रभावी निगरानी रखी जा सकती है।

   * **टीकाकरण (Immunization):** बच्चों को कई संक्रामक एवं जानलेवा बीमारियों से बचने के लिए टीकाकरण किया जाता है।

   * **ओरल रिहाईड्रेशन थेरेपी (Oral rehydration therapy):** बच्चों में अतिसार (diarrhea) एवं वमन (vomiting) से निर्जलीकरण (dehydration) की समस्या बढ़ जाती है। यदि समय रहते इसका उपचार नहीं किया तो यह जानलेवा सिद्ध हो सकता है। इसलिए इस क्लीनिक में बच्चों के लिए मुफ्त ORS (Oral rehydration solution) बाँटा जाता है।

   * **स्वास्थ्य शिक्षा एवं परिवार नियोजन (Health education and family planning):** यह क्लीनिक स्वास्थ्य शिक्षा देने का उपयुक्त स्थान होता है। यहाँ बच्चों की देखभाल संबंधित शिक्षा से लेकर माताओं को परिवार नियोजन की शिक्षा भी दी जाती है।

3. **अस्वस्थता में देखभाल (Care in illness)**

   यह रोकथाम के साथ प्रोत्साहक (promotive) एवं चिकित्सकीय (curative) सेवा भी प्रदान करती है। बच्चे में उपस्थिति तीव्र (severe) एवं दीर्घकालिक (chronic) रोगों का उपचार तथा वृद्धि एवं विकास संबंधित विकार का निदान (diagnosis) एवं उपचार भी किया जाता है।

4.4   Audio visual aids. श्रव्य दृश्य माध्यम।

उत्तरः AV aids की परिभाषा—

यह वे माध्यम हैं जिनके द्वारा देखने, सुनने एवं दोनों तंत्रो के प्रयोग द्वारा स्वास्थ्य संबंधी शिक्षा दी जाती है।

अच्छे **AV aids** की विशेषताएँ **(Characteristics of good AV aids)**

- यह आकर्षक होने चाहिए।
- यह पढ़ने, देखने, सुनने में आसान होने चाहिए।
- इनमें सरल, स्पष्ट एवं संक्षिप्त भाषा का प्रयोग किया जाना चाहिए।
- यह संदेश पहुँचाने में प्रभावी होने चाहिए।
- यह सबसे दूरी पर स्थित व्यक्ति को भी दिखाई एवं सुनाई देना चाहिए।
- इसे प्रयोग करते समय स्पष्ट एवं सुनिश्चित ध्वनि का प्रयोग करना चाहिए।
- इसे प्रयोग करते समय सीखने–सिखाने के सिद्धांतो (Teaching learning principles) का प्रयोग करना चाहिए।
- इनका आकार समूह के आकार के अनुसार होना चाहिए।

AV aids के महत्व (Importance of AV aids)

- इसका प्रयोग शिक्षार्थियों में विचारात्मक चिंतन (thoughtful process) उत्पन्न करता है।
- इससे लोगों में विषय के प्रति रुचि (interest) उत्पन्न होती है।
- इसके द्वारा दी गई शिक्षा स्थायी (Stable) होती है।
- यह लेक्चर आदि की बोझिलता को समाप्त करता है।
- इसके आधार पर लोगों को स्व–गतिविधियों (Self activity) की प्रेरणा मिलती है।
- इसके द्वारा लोगों में प्रभावी परिवर्तन लाया जा सकता है।

AV aids के प्रयोग के नियम (Rules for using AV aids)

- यह लोगों के मानसिक एवं बौद्धिक क्षमता के अनुसार बनाए जाने चाहिए।
- शिक्षा कार्यक्रम शुरू करने से पहले AV aids को पूरी तरह तैयार करना चाहिए।
- इन्हें पहले से दिखाना नहीं चाहिए। पहले उस AV aids या विषय का परिचय देना चाहिए फिर उसे दिखाना चाहिए।
- प्रत्येक AV aids के उपयोग के बाद उसे समझने तथा उसके संदेश को लोगों तक पहुँचने का समय देना चाहिए।
- इन्हें प्रस्तुत करते समय संक्षिप्त एवं सूक्ष्म टिप्पणी करनी चाहिए।
- एक AV aids के प्रयोग के बाद उसे हटाएं, तब दूसरा AV aids दिखाएँ, ताकि लोगों का ध्यान एक बार में एक ही AV aids पर हों।

AV aids का वर्गीकरण (Classification of AV aids)

इन्हें दो मुख्य प्रकार से वर्गीकृत किया जा सकता है:

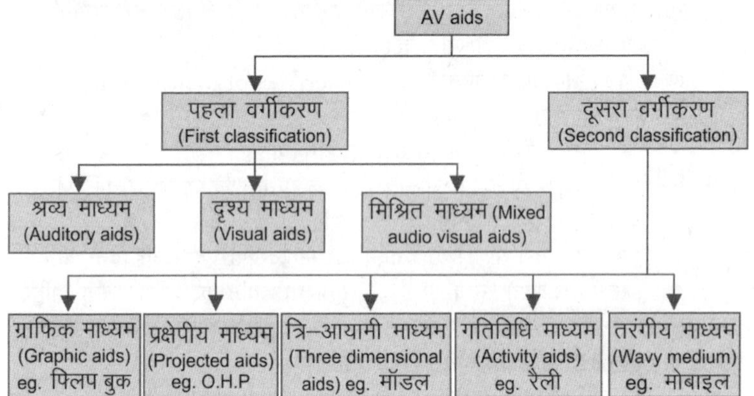

4.5   Fats. वसा

उत्तरः वसा (Fat)

परिभाषा (definition).

वसा अर्थात् चिकनाई शरीर को क्रियाशील बनाए रखने में सहयोग करती है। वसा कार्बनिक यौगिक है जो कार्बन, हाइड्रोजन और ऑक्सीजन से मिलकर बना होता है। फैट लिपिड नामक पदार्थों के एक समूह में से है यह तरल या ठोस रूप में पाया जाता है। 1 ग्राम फैट में 9 कैलोरी होती है जो कार्बोहाइड्रेट या प्रोटीन की तुलना में दोगुनी होता है।

वसा के स्रोत (Sources of fat)

a. **संतृप्त वसा (Saturated fat):** संतृप्त वसा उच्च एलडी एल (LDL) स्तर का सबसे बड़ा कारण होता है। यह कुछ वनस्पति तेलों में पाया जाता है। खाद्य पदार्थ में यह आइसक्रीम, क्रीम, दूध, पनीर तथा वसायुक्त मांस जैसे खाद्य पदार्थों में पाया जाता है। यह वसा शरीर के लिए उत्तम प्रकार का वसा नहीं होता है।

b. **असंतृप्त वसा (Unsaturated fat):** असंतृप्त वसा हमारे शरीर में रक्त कोलेस्ट्रॉल को कम करने में मदद करता है। लेकिन असंतृप्त वसा अधिक कैलोरी युक्त होता है। यह वसा दो प्रकार का होता है.

1. मोनोअनसैचुरेटेड (Monounsaturated) वसा जो नट्स (Nuts), जैतून और कैनोला तेल जैसे उत्पादों में पाया जाता है।

2.   पॉलीअनसैचुरेटेड (Polyunsaturated) वसा जो मछली, अखरोट, बादाम, मक्का और सोयाबीन जैसे पदार्थों में पाया जाता है।

वसा के फायदे (Benefits of fat)

- शरीर के उत्तम कार्य के लिए वसा आवश्यक है।
- वसा आवश्यक फैटी एसिड प्रदान करता है जो शरीर द्वारा नहीं बनाया जाता है।
- वसा शरीर में अतिरिक्त कैलोरी को स्टोर करने के रूप में कार्य करता है।
- वसा ऊर्जा के स्रोत के लिए भी महत्वपूर्ण होता है।
- वसा हमारे बालों और त्वचा को स्वस्थ रखने में मदद करता है।
- वसा हमारे रक्त से विटामिन A, विटामिन D, विटामिन E और विटामिन K को अवशोषित करने और रक्त में उनके परिसंचरण में मदद करता है।

4.6   RCA latrine.

उत्तरः R.C.A. शौचालय

भारत सरकार के स्वास्थ्य मंत्रालय की पर्यावरण स्वच्छता परियोजना, जिसका नाम "रिसर्च कम एक्शन (Research Cum Action/R.C.A.)" है उसके अंतर्गत इन शौचालयों का निर्माण कराया जाता है, इसलिए इन्हें R.C.A. शौचालय कहते है। इनकी विशेषता यह है कि ये कम पानी एवं बजट की खपत करते है।

R.C.A. शौचालय की विशेषताएँ:

1. इनका निर्माण पानी के स्त्रोत से कम से कम 15 मीटर की दूरी पर किया जाता है।
2. आसानी से घुलने एवं सूखने वाली सीमेन्ट, कंक्रीट या ऐसे ही किसी पदार्थ से शौचालय की बैठने की प्लैट (Squatting plate) का निर्माण करना चाहिए, जिसका क्षेत्र 3 फुट वर्गाकार एवं गोलाकार हो सकता है।
3. मल एवं मूत्र गिरने वाले पैन (pan) की लम्बाई 42.5 से.मी. (आगे की चौडाई 12.5 से.मी. एवं पीछे की 20 से.मी.) होती है। इसकी ढलान ऊपर से नीचे की ओर रखी जाती है।
4. फन्द या ट्रैप (trap) जो पैन के नीचे जुडा होता है, एक 3 इंच का मुड़ा हुआ पाइप होता है जिसमें हमेशा 2 से.मी. के लगभग पानी भरा रहता है। यह वाटर सील (water seal) का कार्य करता है। यह बदबूदार गैसों को बाहर निकालने तथा मक्खियों के अतिक्रमण को रोकता है।
5. कनेक्टिंग पाइप (connecting pipe) पैन एवं जमीन में खोदे गए गड्ढे को जोड़ता है। इससे पैन से मलमूत्र सीधे गड्ढे में गिरता है।
6. जमीन में 3.5 मीटर गहरा तथा 75 सें.मी. व्यास (diameter) का गड्ढा खोदा जाता है एवं इसे ऊपर से ढक दिया जाता है। इसे Dug well भी कहते है। यह मलमूत्र एकत्रित करता है।

5. **Answer in details of any 4 of the following.**

5.1 **Define epidemiology and explain epidemiological methods.**
जानपदिक रोग-विज्ञान को परिभाषित कीजिए एवं इसकी विधियों को विस्तारपूर्वक लिखिए।
उत्तरः एपीडेमियोलाजी (Epidemiology)
यह चिकित्सा विज्ञान की एक शाखा है जिसमें स्वास्थ्य संबंधित निर्धारक (determinant) एवं वितरण (distribution) की स्थिति या घटना का एक विशिष्ट अध्ययन किया जाता है।
उत्तरः

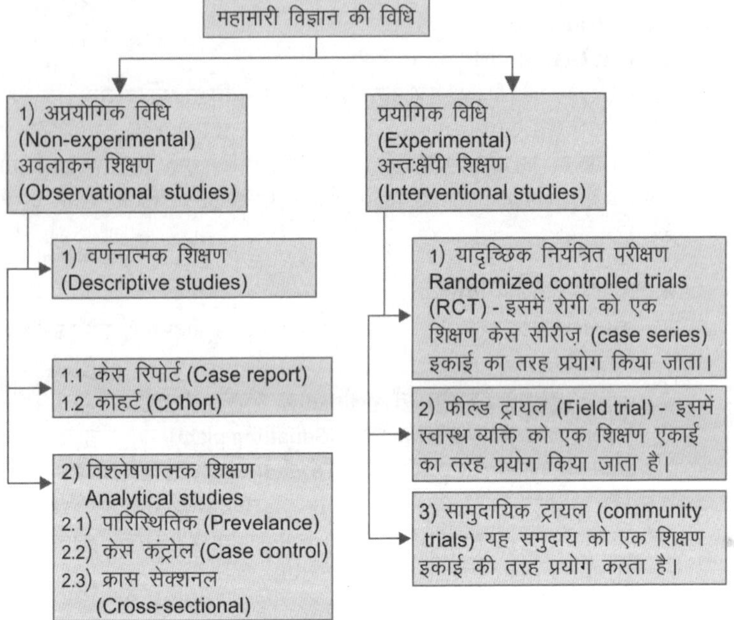

1. **अवलोकन शिक्षण (Observational studies)**
अवलोकन अध्ययनों में, बीमारियों या मौतों की आवृत्ति और वितरण समय, स्थान, और जनसांख्यिकीय विशेषताओं द्वारा रिपोर्ट किए जाते हैं। यह शिक्षण दो प्रकार के होते हैं।

1.1 **वर्णनात्मक शिक्षण (Descriptive studies):** इसमें रोग के बारे में केवल वर्णन किया जाता है।
यह दो प्रकार के होते हैं:

   a. **केस रिपोर्ट (Case report):** रिपोर्टों के मामले में, नैदानिक अभ्यास के दौरान असामान्य लक्षण, संकेत और विशेषताओं या मृत्यु के मामलों को

चिकित्सक की प्रस्तुतियों द्वारा सूचित किया जाता है, जो नए नैदानिक रोग/इकाई को परिभाषित करने में सहायक होते हैं।

b. **केस सीरिज (Case series):** जब नई नैदानिक स्थितियां नए मामले या सामान्य विशेषताओं के साथ मृत्यु, लक्षण या संकेत एक एकल या चिकित्सकों के समूह द्वारा संकलित किए जाते हैं तो उन्हें केस सीरीज कहा जा सकता है।

1.2 विश्लेषणात्मक शिक्षण (Analytical studies)

इसमें रोग के साथ उसके संबंध के साथ प्रेरक कारक का वर्णन किया जाता है।

a. **पारिस्थितिक (Prevalance):** इस प्रकार के अध्ययनों में, रोग/परिणाम आवृत्ति और आबादी के भीतर या इसके बीच के समूहों में जोखिम के स्तर के बीच संबंध का अध्ययन किया जाता है। इस तरह के अध्ययन में जनसंख्या को हम व्यक्ति नहीं बल्कि एक इकाई मानते हैं।

b. **केस कंट्रोल (Case control):** यह दुर्लभ (लंबी) बीमारियों के अध्ययन के लिए उपयुक्त, लागत प्रभावी, सब्जेक्ट की क्रम संख्या की आवश्यकता, प्रदर्शन करने में आसान, subject के लिए न्यूनतम जोखिम सहित एक ही समय में कई जोखिम कारकों का अध्ययन किया जा सकता है। विषयों का कोई ड्रॉपआउट नहीं देखा जाता है और कम से कम नैतिक समस्याएँ होती है जिसे एक छोटी अवधि के भीतर पूरा किया जा सकता है।

c. **क्रास सेक्शनल (Cross sectional):** इन अध्ययनों में, अनावृति और परिणाम (बीमारी) दोनों को एक ही समय में जाँच की जाती है। जोखिम (जोखिम कारकों) और परिणाम के बीच अस्थायी संबंध को नहीं समझाया जा सकता है। अध्ययन की इकाई व्यक्ति होता है। ये अध्ययन एक साथ कई जोखिम कारकों का अध्ययन करने और पुरानी बीमारियों और निश्चित जोखिम जैसे कि उम्र, लिंग, जातीयता और जीनो टाइप की जाँच के लिए उपयोगी है।

d. **कोहर्ट शिक्षण (Cohort study):** इन अध्ययनों को घटना/अनुदैर्घय अध्ययन कहा जाता है। कोहार्ट का मतलब आबादी का एक समूह है। जिसमें जन्मतिथि, विवाह की तिथि, दशक, व्यवसाय, शहर की जनसंख्या आदि के आधार पर समूह बनाए जा सकते हैं। कोहार्ट में विषयों में सामान्य विशेषताएँ/अनुभव/शर्तें होती है। इसके अंतर्गत एक समूह को अध्ययन के लिए चुना जाता है और एक ही समूह के भीतर उजागर और गैर-उजागर कोहार्ट्स की पहचान की जाती है और एक विशेष अवधि तक उसका अनुगमन (follows) किया जाता है।

2. **प्रायोगिक प्रकार (Experimental):** प्रायोगिक प्रकार के अध्ययन डिजाइनों को रोग के सिद्धांत को खोजने, हस्तक्षेप के प्रभाव का मूल्यांकन करने और हस्तक्षेपों की लागत और लाभ विश्लेषण की जांच करने के लिए नियोजित किया जाता

है। प्रयोगात्मक अध्ययनों का उपयोग करके प्राकल्पना (Aypothesis) का परीक्षण किया जाता है।

a. **यादृच्छिक नियंत्रित परीक्षण (Randomized controlled trials):** यादृच्छिक नैदानिक परीक्षणों में दवाओं, नए उपचार, नए उपकरणों की प्रभावकारिता की जांच की जाती है। इस तरह का अध्ययन डिजाइन कई परिणामों पर एकल हस्तक्षेप के प्रभाव का अध्ययन करने के लिए उपयोगी है। यादृच्छिक नैदानिक परीक्षण अस्पतालों या अनुबंध अनुसंधान संगठनों में किए जाते हैं।

b. **फील्ड ट्रायल (Field trial):** इस प्रकार के परीक्षणों को फील्ड यानि सामान्य आबादी में आयोजित किया जाता है और इसमें स्वास्थ्य विषय या समूह शामिल होते हैं। इस अध्ययन के डिजाइन में कई परिणामों पर हस्तक्षेप प्रभाव का अध्ययन किया जा सकता है। क्षेत्र परीक्षण में, जोखिम कारक/जोखिम या प्रक्रियाओं को संशोधित या समाप्त किया जाता है या विकासोन्मुख बीमारी के जोखिम को कम किया जाता है।

c. **सामुदायिक ट्रायल (Community trials):** इन परीक्षणों की इकाई समुदाय है। चयनित समुदायों में, कुछ समुदायों के विवरण शामिल किए जाते हैं अन्य के नहीं। सामुदायिक परीक्षण उन रोगों के लिए किए जाते हैं जो सामाजिक आर्थिक स्थिति से प्रभावित होते हैं जैसे CAD।

5.2   Define vitamins. Explain the types of vitamin.

विटामिन को परिभाषित कीजिए। विटामिन के प्रकार समझाइए।

उत्तरः विटामिन की परिभाषा (Definition of vitamin): ऑक्सीजन, जल, कार्बोहाइड्रेट, प्रोटीन, वसा तथा अनेकों अकार्बनिक लवणों के अतिरिक्त बहुत से कार्बनिक पदार्थ जन्तुओं के जीवन, वृद्धि तथा स्वास्थ्य के लिए अत्यावश्यक होते हैं। इन कार्बनिक पदार्थों को आहार सहायक कारक (accessory dietary factors) या विटामिन (Vitamin) कहते हैं।

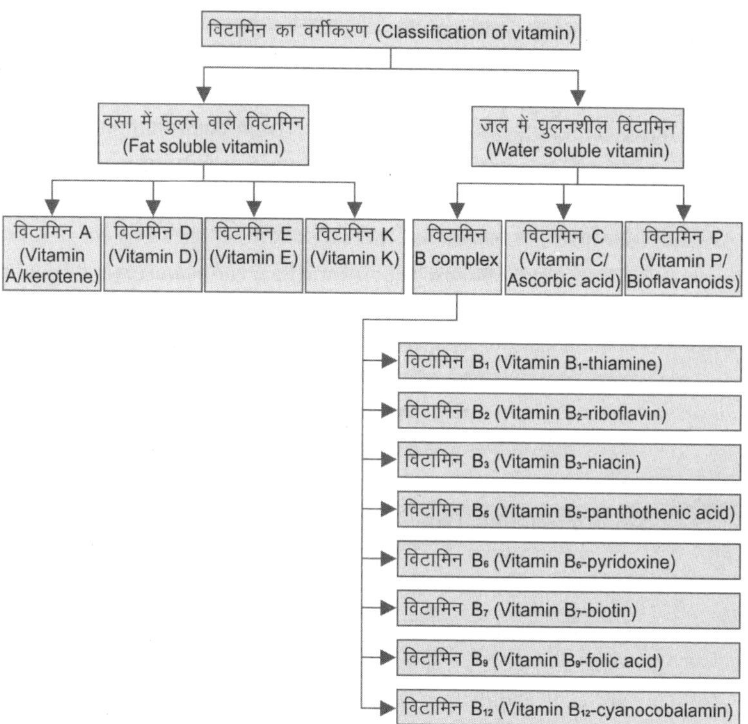

5.3 **Explain in details about main environmental problem in India. भारत की प्रमुख पर्यावरण समस्याएं विस्तारपूर्वक लिखिए।**

उत्तरः भारत की प्रमुख पर्यावरण समस्याएँ (**Main enviromental problems in India**)

पर्यावरणीय समस्याएँ प्रायः विकास की अवस्था, आर्थिक संरचना प्रचलित उत्पादन तकनीकों और पर्यावरणीय नीतियों पर निर्भर करती है। भारत की प्रमुख पर्यावरण समस्याएँ इस प्रकार हैं:

1. **वायु प्रदूषण (Air pollution):** शहरीकरण और औद्योगिक वृद्धि के कारण वातावरण प्रदूषित हो गया है। बड़े शहरों में वाहनों का बढ़ता हुआ यातायात प्रदूषण का मुख्य कारण है। इसके अन्य कारण हैं दो स्ट्रोक इंजन, पुराने वाहन, यातायात की भीड़, बुरी सड़कें, पुरानी हो चुकी स्वचालित तकनीकें। औद्योगिक प्रदूषण की समस्या प्रायः उन स्थानों पर गंभीर होती है जहाँ पेट्रोल परिशोधन कारखाने, रासायनिक, लोहा और इस्पात तथा वस्त्र उद्योग स्थित है।

2. **जल प्रदूषण (Water pollution):** जल प्रदूषण भी एक बड़ी पर्यावरणीय समस्या है जो एक बड़ी सीमा तक आर्थिक वृद्धि को रोकता है। जल प्रदूषण के मुख्य स्रोत हैं– घरेलू मल-व्यवस्था में उपयुक्त होने वाले जल, औद्योगिक-बहिस्राव (industrial waste) जिसमें कार्बनिक प्रदूषण तत्व तथा रसायनों के अपशिष्ट, भारी धातु और खनन कार्य का गंदा पानी, झीलों, नहरों, नदियों, तटीय क्षेत्रों और भूमिगत जल स्रोतों की ओर बह जाता है, अन्ततः समस्त व्यवस्था को नष्ट कर देता है।

3. **ठोस और खतरनाक कचरा (Solid and hazardous wastes):** शहरी क्षेत्रों में ठोस कचरा भी वायु और जल के प्रदूषण का कारण बनते हैं। ठोस कचरे के एकत्रीकरण, परिवहन, उपचार और ठिकाने लगाने की सुविधाओं के न होने के कारण अनियमित शहरी वृद्धि वातावरण एवं जल साधनों को प्रदूषित कर देती है। इसके अतिरिक्त कूड़े के ढेर, रुकी हुई नालियाँ फैलने वाले रोगों को जन्म देती हैं तथा भूमिगत जल के स्रोतों को दूषित करती हैं।

4. **मिट्टी की अधोगति (Soil degradation):** मिट्टी की अधोगति एक अन्य पर्यावरणीय समस्या है। यह जल एवं वायु के कारण होती हैं। पर्वतीय क्षेत्रों में मिट्टी का क्षरण वर्षा और नदियों के कारण होता है। इसके कारण भूस्खलन तथा बाढ़ आदि भी होते हैं। वनों की कटाई, पशुओं की अधिक चराई तथा पर्वतीय क्षेत्रों में गोपनीयता कृषि भी भूमि क्षरण के कारण हैं। सिंचाई वाली भूमि पर जल भराव और गहन कृषि से खारापन और मिट्टी की अधोगति होती है।

5. **वनों की कटाई (Deforestation):** वनों की कटाई पर्यावरणीय समस्याओं का एक अन्य कारक है। उद्योगों की स्थापना तथा शहरों, सड़कों, राजमार्गों और बांधों के निर्माण के लिए वृक्षों को गिराया जाता है तथा उनके प्राकृतिक विकास को रोका जाता है। इससे वनस्पति तथा जीव जन्तुओं का नाश होता है। इससे पर्वतीय और समीप के क्षेत्रों में बाढ़ का भय बना रहता है।

5.4 Define communication, its type and barrier of communication. सम्प्रेषण को परिभाषित कीजिए तथा उसके प्रकार एवं बाधाओं के बारे में लिखिए।

उत्तरः सम्प्रेषण (Communication) की परिभाषा

यह एक द्विगामी विधि (Two way) है जो विचारों, भावनाओं तथा जानकारी के आदान–प्रदान में प्रयोग की जाती है।

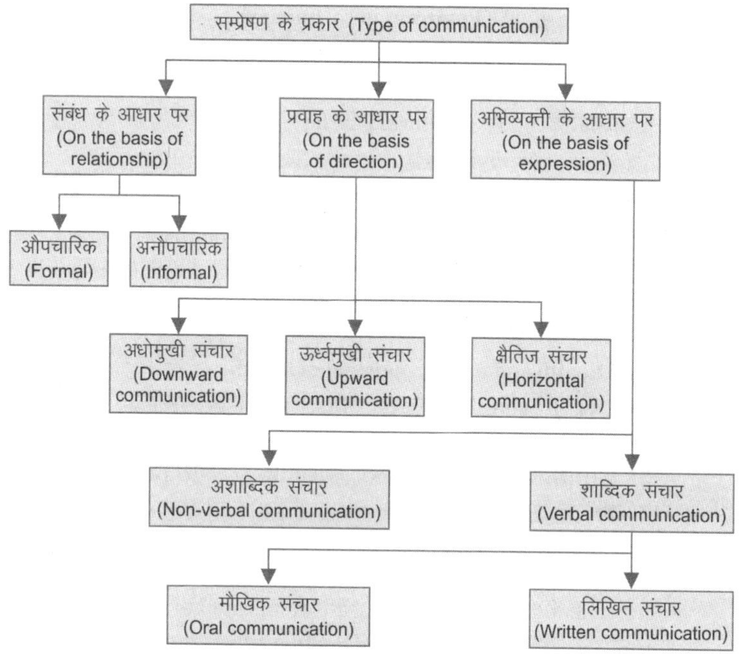

सम्प्रेषण की बाधाएँ (Barriers of communication)

सम्प्रेषण में निम्नलिखित कारणों से बाधाएँ उत्पन्न हो सकती है:

1. **भाषा संबंधित बाधाएँ (Linguistic barrier)**
   - अनुवाद त्रुटि (Translation error)
   - तकनीकी भाषा का प्रयोग (Technical term use)

2. **व्यक्तिगत बाधाएँ (Personal barrier)**
   - सुनने में तकलीफ
   - सुनने या कहने की अनिच्छा
   - आलोचना का डर
   - समय की कमी

3. **मनोवैज्ञानिक बाधाएँ (Psychological barrier)**
   - न्यूरोसिस
   - मंद बुद्धि
   - समझने में कठिनाई
   - फोबिया (Phobia)
   - प्रतिकूल विचारधारा

4. **पर्यावरण बाधाएँ (Environmental barrier)**
   - शोर (Noise)
   - दूरी (Distance)
5. **सांस्कृतिक बाधाएँ (Cultural barrier)**
   - निरक्षरता (Illiteracy)
   - समझने का स्तर एवं ज्ञान (Level of knowledge and understanding)
   - रवैया (Attitude)
   - आर्थिक एवं सामाजिक स्तर में अंतर (Difference in economical and social status)
   - धर्म (Religion)

5.5   Define health and explain concept of health.

स्वास्थ्य को परिभाषित कीजिए एवं स्वास्थ्य की अवधारणाओं को विस्तारपूर्वक लिखिए।

उत्तरः W.H.O. द्वारा दी गई स्वास्थ्य **(Health)** की परिभाषा–

'स्वास्थ्य पूर्णतः शारीरिक, मानसिक एवं सामाजिक तंदुरुस्ती की स्थिति है, केवल रोग या अपंगता का अभाव नहीं।'

[Health is a state of complete physical, mental and social well being and not nearly an absence of disease or infirmity.]

स्वास्थ्य की अवधारणा (Concept of health)

स्वास्थ्य का अर्थ है शरीर, दिमाग या आत्मा का स्वस्थ तथा मजबूत होना जिसमें मुख्य रूप से शारीरिक बीमारी या दर्द न होना है।

स्वास्थ्य सभी संस्कृतियों का मुख्य उद्देश्य है। वास्तव में सभी नस्लों की स्वास्थ्य के प्रति अपनी–अपनी संकल्पना है। यह उनकी संस्कृति का हिस्सा है। किसी देश की ताकत वहाँ के लोगों के स्वास्थ्य पर निर्भर करती है हर व्यक्ति का प्राथमिक मानवीय अधिकार है।

स्वास्थ्य मनुष्य की सबसे अनमोल संपत्ति हैं। जो लोग स्वास्थ्य के प्रति सचेत है वो स्वास्थमंद हैं तथा जो लोग स्वास्थ्य के प्रति सचेत नहीं है वे उसको खो देते हैं। व्यक्ति कैसे स्वस्थ रह सकता है इस बात का सभी को पता होना चाहिए। स्वास्थ्य का भाव बीमारी न होना ही नहीं है बल्कि यह सकारात्मक दृष्टिकोण से जीवन व्यतीत करना साथ में अपने कार्य में गुणवत्ता लाना तथा खुशी से जीवन व्यतीत करना है।

स्वास्थ्य को व्यक्तिगत स्तर पर अनदेखा किया जाता है और दूसरी आवश्यकताओं जैसे धन संपत्ति, सत्ता, मान, इज्जत, रुतबा, ज्ञान, सुरक्षा आदि को स्वास्थ्य से अधिक महत्व दिया जाता है। स्वास्थ्य पर प्रायः ध्यान नहीं दिया जाता तथा इसके मूल्य को तब तक नहीं समझा जाता जब तक यह खो न जाए।

पिछले कुछ दशकों के दौरान लोग इस बात के प्रति सचेत हुए हैं कि स्वास्थ्य एक प्राथमिक मानवीय अधिकार तथा एक विश्व स्तरीय सामाजिक उद्देश्य है

तथा इससे तृप्ति तथा जीवन में गुणवत्ता आती है इसलिए सभी लोगों का स्वस्थ अच्छा होना अति आवश्यक हैं।

स्वास्थ्य मनुष्य की सबसे अमूल्य संपत्ति है। (Health is wealth). लोग अपने स्वास्थ्य के लिए सचेत होते हैं वे निरोगी रहते हैं तथा इसके विपरीत जो लोग अपने स्वास्थ्य के प्रति सचेत नहीं होते वे अपने स्वास्थ्य को खो देते हैं। पहले समय में स्वास्थ्य को शरीर का सही सलामत या निरोगी अवस्था होना ही माना जाता था।

स्वास्थ्य का अर्थ निरोग एवं प्रसन्नचित होना माना जाता था। एक आम धारणा होती थी कि स्वास्थ्य बीमारी का अभाव है, लोग हष्ट–पुष्ट शरीर को स्वस्थ्य मानते थे। कुछ साईंस पढ़े लिखे लोग स्वास्थ्य की परिभाषा इस प्रकार देते हैं कि यह शरीर के अंगों एवं विभिन्न संस्थानों की सामान्य रूप से कार्य करने की स्थिति हैं; परन्तु बदलते समय के अनुसार स्वास्थ्य का अर्थ और भी व्यापक होता चला गया। मनोवैज्ञानिकों ने मानव व्यक्ति के तीन मुख्य आधार माने है।

a.   शरीर (Body)

b.   मन (Mind)

c.   आत्मा (Soul)

5.6   Explain in details about maternal and child health services.
मातृ एवं शिशु स्वास्थ्य सेवाओं को विस्तारपूर्वक समझाइए।
उत्तरः मातृ एवं शिशु स्वास्थ्य सेवा की (Maternal and child health services) परिभाषा

'मातृत्व एवं शिशु स्वास्थ्य सेवाएँ उन्हें कहते हैं जिसमें माताओं एवं बालकों के स्वास्थ्य तथा पोषण स्तर में विकास तथा एक स्वस्थ शिशु के जन्म को सुनिश्चित किया जाता है।

मातृ एवं शिशु स्वास्थ्य सेवाओं के उद्देश्य (Objective)

1.   मातृ मृत्यु दर (Maternal mortality rate), शिशु मृत्यु दर (Infant mortality rate) तथा मातृ एवं शिशु रुग्णता (Morbidity) दर कम करना।

2.   शिशु को जीवनोपरान्त जीवित रखना। (Child survival)

3.   प्रजनन स्वास्थ्य (Reproductive health) की उन्नति या सुरक्षित मातृत्व (Safe motherhood).

4.   बच्चों एवं माताओं में कुपोषण (Malnutrition) रोकना।

5.   बच्चों एवं माताओं में संक्रामक रोगों (Communicable diseases) से सुरक्षा प्रदान करना।

6.   माताओं एवं बालकों की स्वास्थ्य समस्याओं का प्रारंभिक आँकलन (Initial assessment) एवं शीघ्र उपचार (Immediate treatment) करना।

7.   शिशु एवं किशोरों की शारीरिक एवं मानसिक वृद्धि तथा विकास को सुनिश्चित करना।

8. परिवार नियोजन सेवाएँ (Family planning services) तथा स्वास्थ्य शिक्षा (health education) के माध्यम से माताओं एवं शिशुओं के स्वास्थ्य स्तर में सुधार लाना।

मातृ एवं शिशु स्वास्थ्य देखभाल के क्षेत्र में सामुदायिक स्वास्थ्य नर्स (Community health nurse) की भूमिका इस प्रकार है–

I. प्रत्यक्ष देखभाल (Direct health care)

सामुदायिक स्वास्थ्य नर्स समुदाय में घर-घर जाकर जरुरतमंद स्त्री एवं बच्चों को स्वास्थ्य सेवा प्रदान करती है। इन स्वास्थ्य सेवाओं में निम्नलिखित देखभाल सम्मिलित हैं–

a. प्रसव पूर्व देखभाल (Antenatal care)

- इसमें नर्स गर्भवती स्त्री से संपर्क कर, उसकी प्राथमिक जाँच करती है, उसका सामान्य एवं प्रसूति परीक्षण (General and obstetrical examination) करती है।
- वह माता को प्रसव तिथि, प्रसव पूर्व देखभाल, प्रसवपूर्व काल में जोखिम चिन्हों (Warning sign) को पहचानने आदि का शिक्षण प्रदान करती है।

b. अन्तःप्रसव देखभाल (Intranatal care)

- महिला को प्रसूति के लिए संस्थान में भर्ती कराती है एवं प्रसव क्रिया हेतु उसे तैयार करती है।
- वह माता के प्रसव की प्रगति (progress of labor) को रिकॉर्ड करती है।
- प्रसूति के दौरान सुरक्षित प्रसूति करना, अपरा का निरीक्षण करना (Examination of placenta), असामान्यताओं को नोट करना आदि कार्य करती है।
- शिशु के जन्म का समय रिकार्ड करती है तथा उसे आवश्यक नवजात देखभाल (Essential new born care) प्रदान करती है।

c. प्रसवोत्तर देखभाल (Postnatal care)

- प्रसूति उपरांत माता की शारीरिक एवं मानसिक स्थिति का आँकलन कर उसे रिकार्ड करती हैं।
- प्रसवोत्तर देखभाल जैसे दर्द का उपचार, आहार, निद्रा आदि का ध्यान रखती हैं।
- माता को प्रसव एवं प्रसवोत्तर काल में किसी उपद्रव (Complication) से बचाना एवं यदि उपद्रव उपस्थित है तो उसका उपचार कराना भी नर्स का कार्य हैं।
- वह प्रसव के तीन दिन तक माँ को प्रसवोत्तर देखभाल देती हैं।

d. **नवजाज शिशु की देखभाल** (Neonatal care)
- शिशु की जन्म के तुरंत बाद देखभाल करती है, और उसका पूर्ण शारीरिक परीक्षण करती हैं।
- उसकी नाल, श्वास नली, जन्मजात विकृतियों को नोट कर उसका उपचार कराती हैं।

II. **प्रबंधकीय भूमिका** (Managerial role)
- प्रसूति संस्थानों में प्रसूति गृह का संगठन एवं प्रबंधन करना।
- मातृत्व एवं शिशु संबंधित सामुदायिक गतिविधियों में भाग लेना।
- दाइयों, मिडवाईफ, महिला स्वास्थ्य कार्यकर्ताओं के कार्य का निरीक्षण करना तथा उन्हें मार्गदर्शन देना।
- मातृत्व क्लीनिक (maternal clinics) का आयोजन एवं प्रबंधन करना।
- साक्षात्कार, मापदंडो (standards) के आधार पर मातृत्व एवं शिशु कल्याण सेवाओं का मूल्यांकन करना।
- मातृत्व एवं शिशु सेवाओं के अनुसंधान कार्य में सहायता करना।

III. **शिक्षा प्रदान करने की भूमिका** (Educational role)
- दाइयों, आशा (ASHA), माताओं एवं परिवार को व्यक्तिगत अथवा समूह के रुप में स्वास्थ्य शिक्षा प्रदान करना।
- गर्भवती माता की देखभाल करने संबंधी विषय पर, स्वयं गर्भवती माता एवं उसके परिवार को शिक्षा प्रदान करना।
- संस्थागत प्रसव के लाभ एवं महत्व के बारे में शिक्षा देना एवं संस्थागत प्रसव के लिए प्रोत्साहित करना।
- जन्मोपरांत शिशु की देखभाल के महत्त्वपूर्ण घटकों जैसे स्तनपान, संक्रमण से बचाव, पोषण आदि के बारे में माँ एवं परिवार को शिक्षित करना।
- इस प्रकार मातृत्व सेवाओं में सामुदायिक नर्स की बहुआयामी भूमिका होती है।

Other Important Questions

प्रश्न ओ० आर० एस० (O.R.S.) पर लघु नोट लिखे। (Write a short note on O.R.S.)

उत्तर ओ० आर० एस० (O.R.S.)

ओरल रिहाइड्रेसन थेरेपी (Oral Rehydration therapy) वह उपचार है जो अतिसार या दस्त (Diarrhea) एवं निर्जलीकरण (Dehydration) के लिए प्रयोग किया जाता है।

* यह अतिसार एवं शुष्कता के लिए एक सुरक्षित एवं सफल उपचार है।
* ओ० आर० एस० का मुख्य उद्देश्य निर्जलीकरण (Dehydration) की रोकथाम एवं दस्त के कारण होने वाली मृत्यु दर (Mortality rate) में कमी लाना है।
* ओ० आर० एस० के मूलभूत घटक (Basic component) है– नमक, चीनी एवं पानी, जिनका उपयोग इस अनुपात में किया जाता है 30 mL चीनी, 2.5 mL नमक एवं 2 liter पानी।
* इस अनुपात को बनाने के लिए W.H.O. द्वारा दिए गए ओ० आर० एस० की बनावट (Composition) इस प्रकार है–

संघटक (Ingredients)	g/L	mmol/L
1. सोडियम क्लोराइड (Sodium chloride)	2.6	75
2. ग्लूकोज एनहाइड्रस (Glucose anhydrous)	13.5	75
3. पोटैशियम क्लोराइड (Potassium chloride)	1.5	20
4. ट्राईसोडियम सिट्रेट (Trisodium citrate)	2.9	10

* ओ० आर० थेरेपी रोगी के पानी पीने की सक्षमता तथा निर्जलीकरण के चिन्हों के आधार पर दी जाती है।
* इसको देने का मुख्य सिद्धांत यह है कि इसे रोगी को इतना दे जितना वह चाहे और तब तक दें जब तक निर्जलीकरण के लक्षण चले न जाएँ।
* बच्चों एवं वृद्धों में इसे सावधानी से एवं सही मात्रा में प्रयोग करना चाहिए।
* बच्चों को ओ० आर० एस० थेरेपी देने के लिए माँ को प्रशिक्षित करना चाहिए। ऐसा करने से ओ० आर० एस० थेरेपी अधिक प्रभावशाली होती है।

प्रश्न परिवार नियोजन के उद्देश्य लिखिए?

(**Write objectives of family planning**)

उत्तर परिवार नियोजन के मुख्यतः पाँच उद्देश्य (Objective) हैं–

1. अनचाहे गर्भ की रोकथाम करना। (Prevention of unwanted pregnancy)
2. चाहे गर्भ को ही पैदा करना। (Carrying out wanted pregnancy)
3. गर्भावस्था के अंतराल को नियंत्रित करना। (Control of interval among pregnancy)
4. बच्चे के जन्म के समय को माता पिता की आयु के अनुसार नियंत्रित करना। (Control the time of birth according to the age of parents)
5. परिवार में बच्चों की संख्या निर्धारित करना। (Dividing the number of children a family should have)

प्रश्न स्वास्थ्य शिक्षा के दौरान ए. वी. एड्स के प्रयोग पर टिप्पणी लिखिए।
(Use of AV aids during health education)

उत्तर स्वास्थ्य शिक्षा के दौरान ए. वी. एड्स का प्रयोग—

- यह लोगो के ध्यान को आकर्षित करने (Catch the attention) के लिये प्रयोग किया जाता है।
- इसके प्रयोग से ग्रुप में विचारात्मक चिंतन (Activating thought process) को उत्पन्न किया जा सकता है।
- यदि शिक्षा AV aids के माध्यम से दी जाती है, तो यह स्थायी प्रवृति (Permanent nature) की होती है। जो व्यक्ति अच्छे से एवं लम्बे समय तक के लिए ग्रहण कर सकता है।
- क्योंकि यह विभिन्न प्रकार, आकार एवं रंग रूप के होते हैं, इसलिए इनका प्रयोग ग्रुप पर, विषय सबंधित तत्काल प्रभाव डालने के लिए किया जाता है।
- AV aids का प्रयोग, शिक्षार्थियों को स्वयम्—गतिविधियों (Self-activity) हेतु प्रेरणा देने के लिए आवश्यक होता है।
- यह ग्रुप में उत्सुकता उत्पन्न करने के लिए भी प्रयोग किए जाते हैं।
- लोगों को दी गई शिक्षा को प्रभावी बनाने के लिए भी इसका प्रयोग किया जाता है।
- शिक्षा के विषय का मतलब अच्छी तरह समझाने तथा लोगों के अनुभव को जीवंत बनाने के लिए इसका प्रयोग किया जाता है।
- AV aids के प्रयोग से लोगों को दी गई शिक्षा को वह दिन-प्रतिदिन के कार्यो में प्रयोग ला सकते हैं।
- यह किसी विषय की शिक्षा को नीरस होने से रोकते हैं।

प्रश्न कोल्ड चेन सिस्टम को लिखिए। (Cold chain system)
उत्तर कोल्ड चेन की परिभाषा—

अपने बनने के स्थान से लेकर उपभोक्ता तक पहुँचाते समय टीके (Vaccine) को उचित अथवा कम तापमान पर संग्रहित किया जाता है एवं परिवहन के समय भी इतने ही तापमान का प्रयोग किया जाता है। इस कम तापमान पर संग्रहण एवं परिवहन की पूरी प्रक्रिया को शीत श्रृंखला (Cold chain) कहते हैं।

कोल्ड चेन का महत्व (Importance of cold chain)

- टीकों को एक स्थान से दूसरे स्थान पर स्थानांतरित करते वक्त उनकी प्रबलता (Potency) को बनाए रखना।
- टीकों की आपूर्ति बनाए रखना।
- टीकाकरण स्थान पर टीकों के संग्रहण के लिए जरूरी उपकरण, विद्युत आपूर्ति इत्यादि की जानकारी रखना तथा उचित व्यवस्था बनाना।
- निर्माता कंपनी द्वारा दिए गए संग्रह (Storage) एवं परिवहन (Transport) स्थितियों एवं तापमान को बनाए रखना।
- टीकों को अत्यधिक प्रकाश (सूर्य की किरणों) तथा अत्यधिक तापमान से बचाना।

कोल्ड चेन के घटक (Element of cold chain)

- **उपकरण (Instruments and apparatus):** यह टीकों को 4–8°C तक तापमान में संग्रहित करने के लिए प्रयोग किए जाते हैं।
- **आपूर्ति (Supply):** मुख्य आपूर्ति घटक टीका (Vaccine) एवं सोल्वेन्ट (Solvent) है, जिन्हें कम तापमान पर रखा जाता है।
- **मानव श्रम (Manual efforts):** इसमें टीकों के निर्माता से लेकर, परिवहकार्ता से लेकर, स्वास्थ्य कार्यकर्ता तक सब, इसके संग्रहण एवं परिवहन के दौरान कोल्ड चेन बनाए रखने का काम करते है।
- **परिवहन (Transportation):** परिवहन के लिए अच्छे साधन एवं उपकरणों का प्रयोग निम्न तापमान को बनाए रखने में सहायक होता है।
- **संचार प्रणाली (Communication):** कोल्ड चेन को बनाए रखने के लिए एक अच्छे, प्रभावशाली एवं विश्वसनीय सूचना तंत्र का होना आवश्यक है।

प्रश्न प्रोटीन के स्रोत एवं कार्य लिखिए।

(Sources and function of protein)

उत्तर प्रोटीन के स्रोत (Sources of protein)

मुख्यतः दो स्रोत होते हैं–

1. **प्राणीय (Animal) स्रोतः** जिसमें सम्मिलित हैं मांस, मछली, दूध, अंडा आदि। यह अनिवार्य एमिनो एसिड (Essential amino acid) का मुख्य स्रोत होते हैं।
2. **वनस्पतीय (Vegetables) स्रोतः** अनाज, दाल, तिल आदि इस श्रेणी में आते हैं।

प्रोटीन के कार्य (Functions of protein)

- **पुर्ननिर्माण कार्य (Reconstruction):** यह शरीर की वृद्धि एवं विकास के लिए पुर्ननिर्माण सामग्री उपलब्ध करते हैं।
- यह पुर्ननिर्माण के कार्य को पूर्ण करते हैं।

- यह शरीर के टिसू (Tissue) की मरम्मत (Repair) एवं रखरखाव (Maintenance) का कार्य करते हैं।
- प्रोटीन के कम्पोनेंट एमिनो एसिड (amino acid) शरीर के लिए आवश्यक एन्टिबॉडी (antibody), एन्जाइम (enzyme), प्लाज्मा प्रोटीन (plasma protein), हॉर्मोन (hormone) आदि के सिन्थेसिस (Synthesis) के लिए भी आवश्यक होती है।
- गर्भावस्था के दौरान भ्रूण (Fetus) की उन्नति एवं विकास में भी प्रोटीन का महत्वपूर्ण योगदान होता है।
- प्रोटीन शरीर में ऑस्मोटिक दबाव (Osmotic pressure) बनाये रखने के लिए उत्तरदायी होती है। जो शरीर में द्रव मात्रा (Fluid volume) का संतुलन बनाने में आवश्यक होता है।

प्रश्न टीकाकरण अनुसूचि **(Immunization schedule)**

उत्तर राष्ट्रीय टीकाकरण अनूसूचि (National immunization schedule)

समय (अवधि)	टीका (Vaccine)
जन्म पर (At birth)	बी. सी. जी. (B. C. G.) ओ. पी. वी. (OPV–Oral polio vaccine)
डेढ़ महीना (6 हफ्ते)	बी. सी. जी. (यदि जन्म पर न लिया हो तो) डी. पी. टी. (DPT) -1 ओ. पी. वी. (OPV) -1 हिपेटाइटिस बी (Hepatitis-B) -1 इन्फ्लूएंजा (Hib) -1
ढ़ाई महीने (10 हफ्ते)	डी. पी. टी. (DPT) -2 आ. पी. वी. (OPV) -2 हिपेटाइटिस बी (Hepatitis-B) -2 इन्फ्लूएंजा (Hib) -2
साढ़े तीन महीना (14 हफ्ते)	डी. पी. टी. (DPT) -3 ओ. पी. वी. (OPV) -3 हिपेटाइटिस बी (Hepatitis-B)-3 इन्फ्लूएंजा (Hib) -3
9 महीना	खसरे का टीका (Measles)
16—25 माह	डी. पी. टी. बूस्टर (DPT Booster) ओ. पी. वी. (OPV) -4 एम. एम. आर (MMR) जपानीज एनसिफलाइटिस (Japanese encephalitis)
5—6 वर्ष की आयु	डी. पी. टी. (DPT)
10 वर्ष 16 वर्ष	टी. टी. (TT) टी. टी. (TT)

समय (अवधि)	टीका (Vaccine)
गर्भावस्था (4–5 महीने के बीच)	टी. टी. (TT) -1 टी. टी. (TT) -2 (पहली खुराक के एक महीने बाद) टी. टी. बूस्टर (यदि तीन साल में कभी टीका लिया है तो)
9, 18, 24, 30, 36 महीना	विटामिन ए (Vitamin A)

प्रश्न   मातृत्व एवं शिशु स्वास्थ्य में नर्स की भूमिका लिखिए।
(Role of nurse in MCH)

उत्तर   मातृत्व एवं शिशु स्वास्थ्य में नर्स की भूमिका–

1. **प्रत्यक्ष स्वास्थ्य देखभाल देना (Giving direct health care)**

   वह समुदाय में जाकर जरूरतमंद स्त्री एवं बच्चों को प्रत्यक्ष स्वास्थ्य सेवा एवं देखभाल प्रदान करती है। इसमें वह निम्नलिखित जरूरी सेवाएँ प्रदान करती हैं–

   - आवश्यक प्रसव पूर्व देखभाल। (Essential antenatal care)
   - इमरजेन्सी प्रसव संबंधी देखभाल। (Emergency obstetrical care)
   - अन्तः प्रसव देखभाल। (Care during intranatal period)
   - प्रसवोत्तर माँ एवं बच्चे की जरूरी देखभाल। (Postnatal care of mother and neonatal care)

2. **प्रबंधकीय भूमिका (Managerial role)**

   - प्रसूति गृह का संगठन एवं प्रबंधन करना।
   - मातृत्व एवं शिशु संबंधित सामुदायिक गतिविधियों में भाग लेना।
   - मातृत्व एवं शिशु सुरक्षा संबंधी शिक्षण प्रदान करना।
   - मातृत्व एवं शिशु स्वास्थ्य सेवाओं के अनुसंधान कार्य में सहायता करना।
   - अपनी टीम के कार्य का निर्धारण एवं वितरण करना।
   - बहुक्षेत्रीय संस्थानों से सहयोग एवं सहायता प्राप्त करना।

3. **शिक्षक की भूमिका (Role of teacher/educationist)**

   - माँ और उसके परिवार को गर्भावस्था, प्रसव एवं प्रसवोपरान्त (Pregnancy, labor and postnatal period) की जाने वाली देखभाल के बारे में शिक्षित करना।
   - दाइयों एवं आशा को व्यक्तिगत एवं सामूहिक रूप से स्वास्थ्य शिक्षा प्रदान करना।
   - मातृत्व एवं शिशु स्वास्थ्य संबंधित कार्यक्रमों का प्रचार करना।
   - स्वास्थ्य टीम के सदस्यों को समय-समय पर प्रशिक्षण प्रदान करना।

प्रश्न स्वास्थ्य शिक्षा के उद्देश्य की सूची बनाइये। (List aims of health education)

उत्तर स्वास्थ्य शिक्षा के उद्देश्य–

- लोगों को स्वस्थ जीवनशैली (Healthy lifestyle) अपनाने के लिए प्रेरित करना।
- लोगों में स्वास्थ्य समस्याओं को स्वयं के स्तर पर हल करने के लिए जागरूकता उत्पन्न कराना तथा इससे संबंधित ज्ञान देना।
- स्वास्थ्य सेवाओं के सही एवं भरपूर उपयोग हेतु व्यक्तियों को जानकारी प्रदान करना।
- उन्हें स्वास्थ्य सेवाओं के भरपूर उपयोग के लिए प्रोत्साहित करना।
- स्वास्थ्य सेवाओं के विकास के लिए जनता की सहभागिता (Community participation) को बढ़ाना।

प्रश्न स्वास्थ्य शिक्षा एवं प्रोप्रेगंडा के बीच के अन्तर को लिखों। Enlist the difference between health education and propaganda.

उत्तर स्वास्थ्य शिक्षा एवं प्रोपेगन्डा के बीच के अन्तर–

स्वास्थ्य शिक्षा (Health education)	प्रोप्रेगंडा (Propaganda)
1. इसके द्वारा लोंगो को स्वास्थ्य संबंधित शिक्षा दी जाती है ताकि उनकी आदतें एवं जीवन शैली स्वास्थ्यमय हो सकें।	1. यह संचार का वह तरीका है जिसका लक्ष्य लोगों की प्रवृति को किसी कारण या स्थिति के लिए प्रभावित करना है।
2. इसमें दोनों तरफ के लोग सक्रिय भाग लेते है।	2. इसमें एक ही तरफ की बातें रखी जाती है एवं दूसरे पक्ष का सक्रिय भाग नहीं होता है।
3. यह पूर्णतः सत्य एवं वैज्ञानिक तथ्यों पर आधारित होता है।	3. इसमें आधी बातें सत्य एवं आधी बातें असत्य होती है।
4. इसमें अच्छी आदतों एवं जीवनशैली पर जोर दिया जाता है।	4. इसमें पुरानी आदतों एवं इच्छाओं को जागृत किया जाता है।
5. यह व्यवहार केन्द्रित संचार है।	5. यह सूचना केन्द्रित व्यवहार है।
6. इसमें परिणाम पहले से चुना नहीं होता है। इसका परिणाम लोगों की समझने की शक्ति पर आधारित होता हैं।	6. इसका मुख्य उद्देश्य है लोगों से चुना हुआ परिणाम मिलें।
7. यह लोगों के विचार एवं विवेक को सक्रिय रूप से उपयोग करने के लिए प्रेरित करता है।	7. यह आचरण को आवेशयुक्त (Aggressive) एवं भावानात्मक (Emotional) बनाता है।

प्रश्न स्वास्थ्य देखभाल के स्तर (Level of health care)

उत्तर स्वास्थ्य देखभाल को मुख्यतः तीन स्तर पर विभाजित किया जाता है। प्रत्येक स्तर के ऊपर एक उच्च स्तर (High level) होता है जहाँ रोगी को रेफर (Referred) किया जाता है। यह स्तर इस प्रकार है–

1. **प्रथम स्वास्थ्य देखभाल स्तर (Primary health care level)**
    - इस स्तर पर व्यक्ति का स्वास्थ्य सेवा तंत्र (Health care system) से प्रथम सम्पर्क होता है।
    - इस स्तर पर व्यक्ति को आवश्यक (Essential) स्वास्थ्य देखभाल उपलब्ध करायी जाती है।
    - यह व्यक्ति की पहुँच का सबसे नजदीकी स्तर होता है जिसमें बहुतायत प्रचलित (Prevailing) या सामान्य (Common) समस्याओं एवं शिकायतों को निपटाया जाता है।

2. **द्वितीयक स्वास्थ्य देखभाल स्तर (Secondary health care level)**
    - इस स्तर पर अधिक जटिल समस्याओं का उपचार किया जाता है।
    - यह पहला रेफरल स्तर है जिसकी सेवाएँ सामुदायिक स्वास्थ्य केन्द्रों पर उपलब्ध होती है।

3. **तृतीय स्वास्थ्य देखभाल स्तर (Tertiary health care level)**
    - इस स्तर पर अति विशिष्ट (Super specialty) देखभाल की सेवाएँ दी जाती है।
    - इस स्तर पर स्वास्थ्य संबंधित योजना बनाने, प्रबंधन के गुणों को सिखाना एवं स्टाफ को शिक्षण एवं प्रशिक्षण प्रदान किया जाता है।
    - यह प्रथम स्तर के कार्यों में सहयोग एवं सहायता भी करते है।

प्रश्न रोग चक्र का वर्णन करो। (Describe disease cycle)

उत्तर रोग चक्र (Disease cycle)–

रोग चक्र से हमारा तात्पर्य है कि किसी संक्रामक (Infectious) या असंक्रामक (Non-infectious) बीमारी का हमारे शरीर में चक्र का पूर्ण होना। यह अवधि व्यक्ति के अस्वस्थ होने से लेकर स्वस्थ होने तक की क्रिया रोग चक्र (Disease cycle) के अन्तर्गत पूर्ण होती हैं।

इसमें 6 अवस्थाएं (Phases) होती है–

1. **इन्क्यूबेशन अवधि (Incubation period):** यह शरीर में रोग कारक के प्रवेश और नैदानिक चिन्हों और लक्षणों के प्रकट होने की अन्तराल अवधि है।

2. **प्रोड्रोमल अवधि (Prodromal period):** यह अवधि अल्प समय की होती है और इसमें लक्षण स्पष्ट दिखाई नहीं देते है। इसलिए रोग चक्र में इस अवस्था को प्रोड्रोमल अवधि के नाम से जाना जाता है।

3. **फास्टीजियम (Fastigium):** यह अवस्था एक चरक अवस्था है। इसके लक्षण स्पष्ट दिखाई देते है। रोगी इस अवस्था में बिस्तर पकड़ लेता है। इस अवस्था में निदान (Diagnosis) करना आसान हो जाता है।

4. **डेफर्वेसेन्स (Defervescence):** इस अवस्था में रोगी अच्छा महसूस करने लगता है। शरीर में प्रतिरक्षात्मक प्रक्रिया (Immunity process) आरम्भ हो जाती है। रोगी के सामान्य स्वास्थ्य (General well being) में सुधार होता है।

5. **काँनवल्सेंस (Convalescence):** इस अवस्था को स्वास्थ्य लाभ के नाम से जाना जाता है। क्योंकि इस अवस्था के स्वास्थ्य लाभ होने लगता है।

6. **डिफेक्शन (Defection):** इस अवस्था में रोगी पूरी तरह से स्वस्थ हो जाता है।

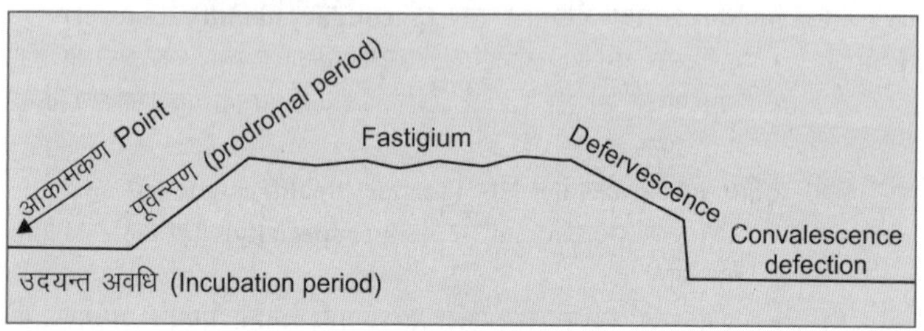

रोग चक्र (Disease cycle)

प्रश्न घर के दौरे का लाभ। (Advantages of home visiting)

उत्तर घर के दौरे का लाभ (Advantages of home visiting)

- इसके द्वारा समुदाय में लोगों को घर-घर जाकर स्वास्थ्य सेवा प्रदान की जा सकती है।
- जो लोग स्वास्थ्य संस्थान नहीं जा सकते, उन्हें भी घर तक स्वास्थ्य सेवाएँ उपलब्ध कराने में सहायता प्रदान की जाती है।
- इसके माध्यम से नर्स लोगों की व्यक्तिगत एवं पारिवारिक परिस्थितियों को स्वयं सामने से देख सकती है।
- घर के दौरे के समय रोगी को प्रत्यक्ष देखभाल प्रदान की जा सकती है।
- रोगी को उसके अपने घर एवं वातावरण में आराम एवं तनावमुक्त रूप से स्वास्थ्य सेवा दी जा सकती है।
- घर के दौरे से रोगी एवं परिवार की आर्थिक, मानसिक, सामाजिक एवं सांस्कृतिक प्रवृति का पता चलता है। इस आधार पर उनको स्वास्थ्य संबंधी शिक्षा एवं सेवा प्रदान की जा सकती है।
- व्यक्तिगत एवं प्रत्यक्ष सम्पर्क के कारण परिवार एवं नर्स में परस्पर विश्वास भाव उत्पन्न होता है तथा स्वास्थ्य सेवाएँ प्रदान करने में सरलता रहती है।
- पारिवारिक सदस्यों द्वारा रोगी को दी जा रही नर्सिंग सेवा का, नर्स प्रत्यक्ष रूप से निरीक्षण कर सकती है तथा आवश्यकतानुसार सलाह दे सकती है।

- गृह मुलाकात के माध्यम से नवीन स्वास्थ्य समस्याओं का पता लगाना संभव हो जाता है।
- गृह मुलाकात समुदाय एवं स्वास्थ्य सेवाओं के बीच की कड़ी होती है।

प्रश्न बाहरी हवा की सामान्य संरचना क्या है? **What is the normal composition of external air.**

उत्तर बाहरी हवा की सामान्य संरचना–

बाहरी हवा मुख्यतः इन निम्नलिखित गैसों से मिलकर बनती है–

- ऑक्सीजन (Oxygen)-20.96%
- नाइट्रोजन (Nitrogen)-78.01%
- कार्बनडाईऑक्साइड (Carbon dioxide)-0.03%

इसके अतिरिक्त अन्य गैस जो वायु की संरचना करती हैं वह है–

- आर्गन (Argon)
- हीलियम (Helium)
- नियोन (Neon)
- जीनॉन (Xenon)
- मीथेन (Methane)
- हाइड्रोजन (Hydrogen) आदि।

गैसों के अलावा वायु में जलवाष्प (Water vapours), धूल, अमोनिया (Ammonia), सूक्ष्म-जीवाणु (Micro-organisms) आदि भी सम्मिलित होते है।

प्रश्न मातृ एवं शिशु स्वास्थ्य सेवाओं के आवश्यक तत्वों को लिखो।
Write the essential elements of M.C.H. services.

उत्तर मातृ एवं शिशु स्वास्थ्य सेवाओं के आवश्यक तत्व (**Essential elements of M.C.H.**)

- स्वास्थ्य सेवाओं को एकीकृत करना (Integration of health care)
- जोखिम विधि अपनाना (Adopting risk approach)
- मानव शक्ति में परिवर्तन करना तथा उसे मजबूत बनाना (Change in manpower and its empowerment)
- प्राथमिक स्वास्थ्य देखभाल प्रदान करना (Providing primary health care)
- प्रजनन एवं बाल स्वास्थ्य सेवाओं को लागू करना (Implementation of reproductive and child health)

इसके अन्तर्गत पुनः तीन तत्व हैं–

1. अनिवार्य प्रसूति देखभाल (Essential obstetric care)
2. आपातकालीन प्रसूति देखभाल (Emergency obstetric care)
3. बाल स्वास्थ्य सेवाएँ (Child health services)

प्रश्न संक्रामक रोगों के प्रसार के लिए जिम्मेदार कारकों की सूची लिखें। (List the factors responsible for spread of communicable diseases)

उत्तर संक्रामक रोगों के प्रसार के लिए जिम्मेदार कारक–

- **जलापूर्ति (Water supply)**

  यदि पानी प्रदूषित होता है तो संक्रामक रोग आसानी से आक्रमण कर सकते हैं। जल द्वारा संक्रमण इस प्रकार फैलता है–

  - साफ एवं सुरक्षित पानी की कमी।
  - पानी के स्त्रोत के आस पास मल विसर्जन। (Excrete disposal near water source)
  - पानी को उबालने या संग्रहित (Store) करने के उचित उपायों का अभाव।

- **साफ-सफाई की कमी (Poor sanitation)**

  - व्यक्तिगत एवं पर्यावरण की साफ–सफाई में कमी भी संक्रामक रोगों को प्रसारित (Spread) करती है।
  - किसी कार्य से पहले हाथ साफ न करना (Hand washing), घर के आस पास गंदगी या पानी का ठहराव आदि संक्रमण का प्रसार करता है।
  - व्यक्तिगत एवं आहार सम्बंधित बुरी आदतें भी इसका प्रसार करती है।

- **भोजन (Food handling)**

  खाद्य पदार्थ को बिना धोए एवं उबाले या पकाए खाना।

- **गरीबी एवं कुपोषण (Poverty & Malnutrition)**

  - गरीबी एवं कुपोषण दोनों ही रोग को प्रसारित करने में सहायता करते है।
  - मनुष्य की रोग निरोधक क्षमता (Immunity) कम हो जाती है तथा संक्रमण आसानी से प्रसारित हो जाता है।

- कूड़े कचरे का ठीक प्रकार से डिस्पोजल (Refuse disposal) न करना। इससे जीवाणु (Micro-organism) का विकास होता है एवं संक्रमण भी फैलता है।

- एक संक्रमित (Infected) रोगी से दूसरे संक्रमित रोगी में भी संक्रमण का प्रसार होता है।

प्रश्न भारत में मौजूदा स्वास्थ्य समस्याओं में से किन्ही दो समस्याओं को विस्तार से लिखो। (Explain in detail one of the health problems in India)

उत्तर कई स्वास्थ्य समस्याओं में से समस्याओं का विवरण–

टाइफाइड बुखार (Typhoid fever)

- यह साल्मोनेला टाइफी (Salmonella typhi) बेसिलाई के कारण होने वाला संक्रमण हैं। इसे एन्टरिक फीवर (Enteric fever) भी कहते हैं।
- यह तीन दिन से तीन सप्ताह की अवधि का हो सकता है।

चिन्ह एवं लक्षण (Sign and symptoms)

- बुखार या ताप – यह अधिक समय तक तथा विशिष्ट प्रकृति का होता है। यह तीन सप्ताह तक रह सकता है।
- तापमान बढ़ने के साथ पल्स रेट (Pulse rate) कम हो जाती है जिसे Relative bradycardia कहते है।
- सिरदर्द (Headache)
- बेचैनी (Anxiety)
- भूख में कमी (Anorexia)
- अनिद्रा (Insomnia)
- उदरीय पीड़ा (Abdominal pain)
- कब्ज (Constipation)
- दस्त (Diarrhoea)
- छोटी आंत की लिम्फ नोड में सूजन

डाइग्नोस्टिक परीक्षण (Diagnostic examination)

- रोगी का शारीरिक परीक्षण करना (Physical examination)
- रक्त का विडाल (Widal test) परीक्षण

प्रबंधन (Management)

- **औषधि (Medicine)**
  - क्लोरोमाइसिटिन (Chloromycetin)
  - क्लोरैम्फिनिकाल (Chloriamphinecol)
  - एंटीपाइरेटिक (Antipyretic)
  - सिप्रोफ्लोक्सेसिन (Ciprofloxacin)
- **पोषण एवं द्रव पदार्थ संबंधित प्रबंधन (Nutrition and Fluid Management)**
  - इस दौरान रोगी के पोषण का उचित ध्यान रखना चाहिए। उसे पूर्ण संतुलित आहार दें।
  - रोगी को संपूर्ण द्रव पदार्थ (Fluid) देना, ताकि शुष्कता (Dehydration) से रोगी को बचाया जा सके।

उपद्रव (Complications)

- आंत्रीय रक्तस्त्राव (Intestinal hemorrhage)
- पेरीटोनाइटिस (Peritonitis)
- इन्टेस्टाइनल परफोरेशन (Intestinal perforation)
- डेलीरियम (Delirium) आदि

प्रश्न स्वास्थ्य शिक्षा के घटकों की सूची लिखो। **(List component of health education)**

उत्तर स्वास्थ्य शिक्षा के घटक **(Component of health education)**

स्वास्थ्य शिक्षा के घटक इस प्रकार हैं–

- शारीरिक शिक्षा (Physical education)
- स्वास्थ्य सेवाएँ (Health services)
- पोषण सेवाएँ (Nutritional services)
- मानसिक एवं सामाजिक कांउसिलिंग सेवाएँ (Psychological and social counseling services)
- स्वास्थ्य स्कूल वातावरण (Healthy school environment)
- स्वास्थ्य प्रचार (Health promotion)
- पारिवारिक एवं सामुदायिक सहभागिता (Family and community participation)

प्रश्न रोग का स्पेक्ट्रम के बारे में लिखिए। **(Write about spectrum of disease)**

उत्तर रोग का स्पेक्ट्रम एक चित्रित अभिवेदन (Graphic representation) है जिसमें विभिन्न रोगों का प्रत्यक्षीकरण (Manifestation) होता है।

- इसे स्पेक्ट्रम इसलिए कहते हैं क्योंकि यह तरंग (Spectrum) की तरह एक अंत से दूसरे अंत तक फैला है, जिसके एक तरफ सब्क्लीनिकल संक्रमण (Subclinical infection) तथा दूसरी तरफ जानलेवा बीमारियां (fatal illness) होती है।
- तीव्र (Acute), दीर्घकालिक (Chronic), संक्रामक (Infectious), कुछ गंभीर (Moderately serious) एवं गंभीर (Serious) रोगी इस स्पेक्ट्रम में आतें हैं।

संक्रमण विहीन (No infection)	अचिन्हित संक्रमण (Unrecognized infection)	लाक्षणिक चिन्हित रोगी (Clinically recognized cases)

रोग का स्पेक्ट्रम (Spectrum of disease)

इस रोग को निम्न प्रकार से प्रकट किया जा सकता है–

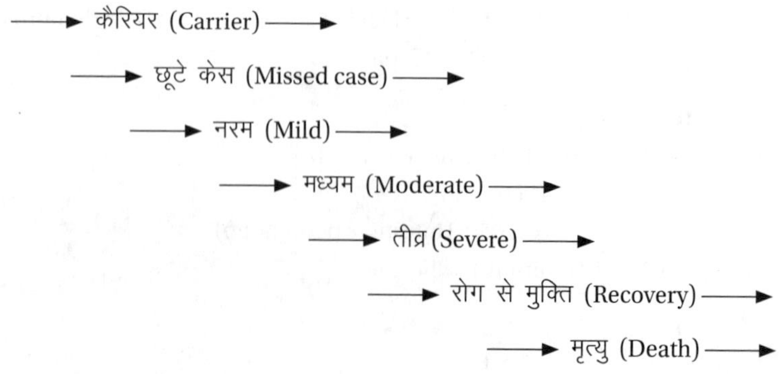

- रोग के स्पेक्ट्रम में रोग के घटनाक्रम (Sequence of events) को, जल्दी रोग निदान (Early diagnosis) एवं उपचार (Treatment) या रोकथाम (Prevention) द्वारा एक उपयुक्त स्थान पर उपयोग कर, तोड़ा जा सकता है।

प्रश्न सामुदायिक स्वास्थ्य और सामुदायिक उपचार की परिभाषा लिखिए। (Define community health and community treatment)

उत्तर सामुदायिक स्वास्थ्य की परिभाषा (WHO) द्वारा (Definition of community health)

"सामुदायिक स्वास्थ्य, समुदाय के लोगों की स्वास्थ्य स्थिति, उनके स्वास्थ्य को प्रभावित करने वाली समस्याओं तथा समुदाय में उपलब्ध स्वास्थ्य की देखभाल की समग्रता को कहते है।"

इस परिभाषा का अर्थ है कि सामुदायिक स्वास्थ्य सेवाओं को

- निराधात्मक (Preventive)
- उपचारात्मक (Curative)
- स्वास्थ्यवर्धक (Promotive) होना चाहिए।

सामुदायिक उपचार की परिभाषा (Definition of community treatment)

"सामुदायिक निदान के द्वारा प्राप्त समुदाय की स्वास्थ्य समस्याओं की पूर्ति एवं हल के लिए, उपलब्ध संसाधनों तथा जनता की इच्छा के अनुसार उठाए चरणों तथा क्रियाओं को सामुदायिक उपचार कहते है।"

प्रश्न शोर की परिभाषा लिखिए। तीव्र शोर के क्या-क्या प्रभाव हैं। (Define noise. What are the effects of loud noise)

उत्तर शोर **(Noise)** की परिभाषा–

शोर वह ध्वनि है, जिसकी अनावश्यकता (Unwanted) का निर्धारण समय एवं स्थान से होता है। यानि गलत समय पर, गलत स्थान पर, अनचाही आवाजों या ध्वनि (sound) को शोर कहते है।

तीव्र शोर के प्रभाव (Effects of loud noise)

- श्रवण संबंधित प्रभाव **(Auditory effect)**
  - श्रवण संबंधित थकान (Auditory fatigue)
  - बहरापन (Deafness)– यह स्थायी (Permanent) या अस्थायी (Temporary) दोनों प्रकार का हो सकता है।
- गैर-श्रवण संबंधित प्रभाव (Non-auditory effect)
  - भाषा के साथ हस्तक्षेप (Interference with speech)
  - चिड़चिड़ापन (Annoyance)
  - कार्यक्षमता का कम होना (Decrease in efficiency)

- शरीर क्रिया संबंधित बदलाव (Physiological changes)
  - उच्च रक्तचाप (Rise in blood pressure)
  - इन्ट्राक्रैनियल दबाव का बढ़ना (Increase in intracranial pressure)
  - हृदय स्पंदन का बढ़ना (Increase in heart rate)
  - श्वसन का बढ़ना (Increase in respiration)
  - अत्यधिक पसीना आना (Increased sweating)
  - आँखों के सामने धुंधलापन (Blurring of vision)
  - दृष्टि द्वारा रंग पहचाने की क्रिया पर असर डालना (Affected color perception)
  - रात के समय कम दिखना (Reduce night vision)
- आर्थिक नुकसान जो अप्रत्यक्ष (Indirectly) रूप से स्वास्थ्य संबंधित उपचार के कारण हो सकता है।

प्रश्न स्वच्छ और स्वास्थ्यकर जल की परिभाषा लिखिए। **(Define safe and wholesome water)**

उत्तर स्वच्छ जल **(Safe water)** की परिभाषा–

स्वच्छ जल वह पानी होता है जो जीवाणु (Micro-organism) एवं पदार्थों (Substance) से रहित (free) हो, फिर चाहे उसमें रंग, गंध (odor), स्वाद (taste) आदि की समस्या हो, जो खनिज (minerals) के घुले होने के कारण हो सकती है।

स्वास्थ्यकर जल (Wholesome water) की परिभाषा–

स्वास्थ्यकर जल वह जल होता है जो पीने के लिए, खाना पकाने के लिए, धोने के कार्य में प्रयोग करने के लिए, बिना किसी खतरे के उपयुक्त होता है। यह जल जीवाणु रहित (Free from micro-organism), गंध रहित (odorless), रंग रहित (colorless), स्वाद रहित (without taste) एवं बिना किसी खनिज के घुले होने से होता है।

इसकी आपूर्ति सरकारी संस्था द्वारा नियंत्रित की जाती है।

प्रश्न घर पर मुलाकात के कोई तीन लाभ लिखिए। **(Write any three advantages of home visiting)**

उत्तर घर पर मुलाकात के तीन लाभ **(Three advantages of home visiting)–**

1. यह सामाजिक एवं आर्थिक पृष्ठिभूमि स्पष्ट होने के कारण, स्वास्थ्य शिक्षा को वास्तविकताओं के आधार पर देने के लिए उचित होता है।
2. विभिन्न कारणों से रोगी कभी स्वास्थ्य सेवाओं एवं संस्थाओं तक नहीं पहुँच पाता है। ऐसे में घर की मुलाकात के द्वारा नर्स घर तक रोगी को स्वास्थ्य सेवाएँ प्रदान कर सकती है। तथा समय–समय पर उसे प्रत्यक्ष देखभाल (Direct care) दे सकती है।

3. घर की मुलाकात के द्वारा प्रस्तुत स्वास्थ्य सेवाएँ एवं नवीन स्वास्थ्य सेवाएँ घर-घर तक पहुँचाई जा सकती है। लोगों को स्वास्थ्य संबंधित आदतों एवं स्वास्थ्य सेवाओं को अपनाने एवं उनका उपयोग करने के लिए प्रोत्साहित किया जाता है।

प्रश्न 'महामारी' और 'स्थानिकमारी' की परिभाषा लिखिए। (Define 'epidemic' and 'endemic')

उत्तर महामारी (Epidemic) की परिभाषा–
'जब किसी विशेष मानव जनसंख्या में किसी खास बीमारी के नए केस (Case), एक निश्चित समय पर, अनुमान से अधिक बढ़ जाते हैं उसे महामारी (Epidemic) कहतें है।'

महामारी फैलने के मुख्य कारण होते हैं–

* जीवाणु की बदली उग्रता (Increased virulence of micro organism)
* विलक्षण पर्यावरण में जाना (Introduction into symptomatic setting)
* संक्रमित एजेंट (Infection agent) के प्रति होस्ट (Host) की बढ़ती अतिसंवेदनशीलता (Susceptibility)

स्थानिकमारी (Endemic) की परिभाषा–
'किसी संक्रमण (Infection) को स्थानिकमारी (Endemic) तब कहते हैं, जब किसी जनसंख्या में संक्रमण को बनाए रखने के लिए बाहरी सहयोग (Input) की आवयश्कता नहीं होती है।'

उदाहरण– पहाड़ी इलाकों में आयोडीन की कमी के कारण घेंघा (Goiter) होना।

प्रश्न पाँच से कम के लिए क्लीनिक में वृद्धि मॉनीटर करने के बारे में लिखिए। (Write about growth monitoring in 'under five clinic')

उत्तर अण्डर फाइव क्लीनिक (Under five clinic)
पाँच वर्ष तक की आयु के बच्चों के स्वास्थ्य से संबंधित क्लीनिक का महत्त्वपूर्ण योगदान होता है। ये क्लीनिक पाँच वर्ष से कम आयु के बच्चों के लिए अण्डर फाइव क्लीनिक या बालक मार्गदर्शक क्लीनिक के नाम से संचालित किए जाते हैं। पहले इस क्लीनिक को स्वस्थ शिशु क्लीनिक (Well baby clinic) भी कहा जाता था।

बालक की वृद्धि की मॉनीटरिंग (Growth monitoring)

* अण्डर फाइव क्लीनिक में बच्चे की वृद्धि के लिए उसका वजन (Weight) एवं विकास चार्ट (Growth chart) बनाया जाता है। वजन पर नजर रखने हेतु निम्न प्रकार से वजन लेते हैं–
  - प्रथम वर्ष प्रत्येक माह में 1 बार
  - द्वितीय वर्ष दो माह में 1 बार
  - 5 से 6 वर्ष तक तीन माह में 1 बार

- यह वजन एवं बच्चे के विकास को ग्रोथ चार्ट (Growth chart) पर अंकित करते हैं जिसके आधार पर ग्रोथ कर्व (Growth curve) तैयार किया जाता हैं जो बालक की वृद्धि को मॉनीटर (Monitor) करता है।
- यदि बालक का वजन वृद्धि मापदण्डों (Growth requirement) के अनुरूप नहीं होता है तो स्तनपान की असफलता, अनुपयुक्त पोषण (Inadequate nutrition), क्षयरोग (Tuberculosis) एवं अन्य संक्रमणों (Infection) के लिए बालक की जाँच करते है।

प्रश्न स्टेन्डिंग आदेशों की परिभाषा लिखिए। (Define standing orders)

उत्तर स्टेन्डिंग आदेशों (Standing orders) की परिभाषा–

आपातकालीन स्थितियों एवं डॉक्टर की अनुपस्थिति में कुछ जरूरी (Urgent) एवं महत्वपूर्ण (Important) निर्देश बनाएँ जाते हैं जिन्हें नर्स तथा दूसरे स्वाथ्यकर्मी, घर, स्कूल, अस्पताल एवं समुदाय में उपयोग में ला सकते हैं, इन्हे स्टेन्डिंग आदेश कहते (Standing order) है।

इन आदेशों का पालन कर अस्पताल में रोगी का उपचार किया जा सकता है तथा डॉक्टर की अनुपस्थिति में लिए गए निर्णय को भी वैधानिक रूप से स्वीकार किया जा सकता है। यह लिखित रूप में मौजूद होते हैं।

उदाहरण– तेज बुखार में रोगी को पैरासिटामोल (Paracetamol) देना।

प्रश्न जल द्वारा उत्पन्न 6 रोगों के नाम लिखें। (Name 6 water born diseases)

उत्तर जल द्वारा उत्पन्न या फैलने वाले रोग–

- **जीवाण्विक (Bacterial diseases)**
    - टाइफाइड (Typhoid)
    - बैसिलरी डीसेन्ट्री (Bacillary dysentery)
    - हैजा (Cholera)
- **वाइरस (Viral diseases)**
    - यकृत शोध (Viral hepatitis A and E)
    - पोलियो (Poliomyelitis)
    - रोटा वाइरस अतिसार (Rota virus diarrhoea)
- **प्रोटोजोआ (Protozoal disease)**
    - अमीबिएसिस (Amoebiasis)
    - जिआरडिएसिस (Giardiasis)
- **हेल्मिनथ (Helminths)**
    - राउण्डवार्म (Round worm)
    - थ्रेडवार्म (Thread worm)

प्रश्न वायु प्रदूषण के मुख्य स्त्रोत क्या हैं। (Write the main sources of air pollution)

उत्तर वायु प्रदूषण के मुख्य स्त्रोत निम्नलिखित हैं–

(Main sources of air pollution are)

1. **औद्योगिक स्त्रोत (Industrial source)**
   विभिन्न प्रकार के उद्योगों एवं कारखानों से निकलने वाला धुंआ, कालिख, धूल, गैस आदि वायु को प्रदूषित करते है।

2. **यातायात एवं परिवहन स्त्रोत (Transportation)**
   यातायात के अनियंत्रित साधन एवं बढती निजी वाहनों की संख्या वायु प्रदूषण बढ़ाने में विशिष्ट भूमिका निभाती है। यह वातावरण में हाइड्रोकार्बन (Hydrocarbon), कार्बन मोनोऑक्साइड (Carbon monooxide), नाइट्रोजन ऑक्साइड (Nitrogen oxide), सीसा (Lead) एवं अन्य छोटे-छोटे कण निकलते रहते है।

3. **घरेलू स्त्रोत (Domestic sources)**
   घरेलू कार्य जैसे खाना पकाना, ठंड में आग जलाना आदि भी धुंआ एवं हानिकारक गैस द्वारा वायु संरचना को प्रभावित करते है।

4. **वैज्ञानिक अनुसंधान (Scientific research)**
   अंतरिक्ष अभियान, परिमाणु विकास, अनुसंधान कार्य आदि में किए जाने वाले प्रयोग एवं क्रियाएँ, वातावरण को प्रदूषित करती है।

5. **अन्य स्त्रोत (Other sources)**
   * खेतों में प्रयोग किए जाने वाले उर्वरक (Fertilizer) एवं कीटनाशक (Pesticide)
   * अत्यधिक धुआं उत्पन्न करने वाला कूड़ा जलाना जैसे प्लास्टिक, टायर आदि।
   * ग्रीन हाउस इफैक्ट (Green house effect) एवं आजोन लेयर (Ozone layer) की संरचना में परिवर्तन होना।
   * घटती वनस्पति (Vegetation) एवं बढता आवासीय क्षेत्र एवं औद्योगीकरण (Residential area and industrialization)
   * समुद्र में पेट्रोल, तेल बहना तथा उसमें आग लगना।

प्रश्न गृह मुलाकात के उद्देश्य लिखिए। **(What are the principles of home visiting?)**

उत्तर गृह मुलाकात के उद्देश्य निम्नलिखित हैं–

(Principles of home visiting)

* गृह मुलाकात का संचालन योजनाबद्ध (Planned) तरीके से होना चाहिए।
* यह उद्देश्यपूर्ण (Purposeful) होनी चाहिए, बिना उद्देश्य के यह फलदायी नहीं होता है।
* गृह मुलाकात के समय एवं अंतरालों में नियमितता (Regularity) होनी आवश्यक है, जिससे कि चयनित इकाई अथवा परिवार का अधिकतम सहयोग प्राप्त हो सकें।

- गृह मुलाकात को परिवार एवं उसके हालात के अनुसार लचीला (Flexible) होना चाहिए।
- गृह मुलाकात स्वैच्छिक (Voluntary) एवं परिवार के सदस्यों के लिए सुविधाजनक (Convenient) होनी चाहिए।
- गृह मुलाकात से नर्स एवं परिवार के बीच अच्छे सम्बंधों की स्थापना होनी चाहिए। गृह मुलाकात के समय स्थापित संबंध विकासशील प्रवृति (Developing nature) के होने चाहिए।
- गृह मुलाकात परिवार में व्याप्त भ्रामक मान्यताओं (Misconception) एवं अंधविश्वासों (Superstition) को निर्मूल करने वाली तथा विज्ञान (Scientific) एवं नवीनतम तकनीक (New technique) पर आधारित होनी चाहिए।
- गृह मुलाकात शिक्षाप्रद (Educative) होनी चाहिए, जिसमें स्वास्थ्य संबंधी शिक्षा प्रदान की जा सकें।
- प्रत्येक गृह मुलाकात का समय-समय पर मूल्यांकन (Evaluation) करते रहना आवश्यक होता है।
- गृह मुलाकात को हमेशा रिकॉर्ड (Record) करना चाहिए। यह एक आवश्यक दस्तावेज के रूप में प्रयोग किया जाता है।

प्रश्न स्वास्थ्य शिक्षा की परिभाषा लिखें। चार ओडियो-विजुअल एड्स के नाम लिखें। (Define health education. Enlist the names of four audio visual aids.)

उत्तर स्वास्थ्य शिक्षा की परिभाषा (Definition of health education)–

स्वास्थ्य शिक्षा, स्वस्थ जीवन शैली एवं आदतों को अपनाने, उसकी देखभाल करने हेतु सूचना, प्रोत्साहन एवं सहायता प्रदान करती है। तथा इस उद्देश्य की प्राप्ति हेतु जरूरी पर्यावरण बदलाव को व्यक्त करती है एवं स्वास्थ्य शिक्षा से संबंधित व्यावसायिक प्रशिक्षणों (Training) तथा अनुसंधानों (Research) का संचालन करती है।

चार AV aids के नाम–

1. Audio aid– रेडियो, मोबाइल
3. Visual aid– बुलेटिन बोर्ड (Bulletin board), फ्लेश कार्ड (Flash card)
3. Audio-visual aid– चलचित्र या फीचर फिल्म (Feature film), नुक्कड नाटक (Street role play)
4. Graphic aid– पोस्टर्स, फ्लिप बुक (Flip book)

प्रश्न –स्वास्थ्य शिक्षा के तीन उद्देश्य लिखिए। (Write 3 aims of health education.)

उत्तर स्वास्थ्य शिक्षा के तीन उद्देश्य हैं–

1. लोगों को स्वस्थ जीवनशैली (Healthy life style) अपनाने के लिए प्रेरित करना।

2. लोगों में स्वास्थ्य समस्याओं को स्वयं के स्तर पर हल करने के लिए जागरूकता उत्पन्न कराना एवं इससे संबंधित ज्ञान देना।

3. स्वास्थ्य सेवाओं के सही एवं भरपूर उपयोग हेतु व्यक्तियों को समझाना।

प्रश्न प्रोटीन की कमी के प्रभाव लिखिए। (Write the effects of protein deficiency)

उत्तर प्रोटीन की कमी के प्रभाव (Effects of protein deficiency)–

प्रोटीन की कमी अधिकतर बच्चों में पायी जाती है। इसकी कमी के कारण निम्नलिखित कुपोषण संबंधित रोग होते है। यह हैं–

1. **क्वाशिऑरकोर (Kwashiorkor)**

   इसमें बच्चे के शरीर में प्रोटीन की कमी हो जाती है जिसके कारण उसका वजन सामान्य से कम हो जाता है, उसकी त्वचा एवं बालों का रंग परिवर्तित हो जाता है, भूख नहीं लगती, अतिसार (Diarrhea) रहता है एवं एनीमिया (Anemia) आदि के लक्षण रहते हैं।

2. **मैरासमस (Marasmus)**

   इस रोग में बच्चे का वजन 60 प्रतिशत तक कम हो जाता है इस कारण इसे सूखा रोग कहते हैं। इसके लक्षण हैं कमजोरी, झुर्रीदार एवं सूखी हुई त्वचा, फूला हुआ पेट, चिडचिडापन आदि।

3. **क्वाशिऑरकोर और मैरासमस (Kwashiorkor and Marasmus)**

   इसमें दोनों रोग के मिले जुले लक्षण होते हैं।

प्रश्न संक्रमण रोग चक्र की विभिन्न स्टेज क्या है। (**What are the different stages of communicable disease cycle?**)

उत्तर संक्रमण रोग चक्र की विभिन्न स्टेज हैं–

1. **उद्भवन अवस्था (Incubation stage)**

   यह एक शांत अवस्था (Silent stage) होती है जिसमें रोगजनक (Pathogen) पोषक (Host) के शरीर में प्रवेश प्राप्त कर अपनी संख्या में वृद्धि (Replication) करतें है। इस अवस्था में रोग के विशष लक्षण पैदा नहीं होतें।

2. **सक्रिय रोगावस्था (Active disease stage)**

   इस अवस्था में रोगजनक (Pathogen) फैलाकर शरीर पर अपना प्रभाव डालता है। यह प्रभाव दिखते भी हैं और कभी कभी नहीं भी दिखते। इस कारण इन्हें अलाक्षणिक (Asymptomatic) एवं लाक्षणिक (Symptomatic) अवस्था में विभाजित किया गया है।

   - जिन व्यक्तियों में रोग के लक्षण नहीं होतें है वह कैरियर (Carrier) की भूमिका निभाते है।
   - जिन व्यक्तियों में रोग के लक्षण होतें हैं वह इस प्रकार है–
     - ○ शारीरिक दुर्बलता (Generalized malaise)

- ○ थकान (Fatigue)
- ○ भूख की कमी (Anorexia)
- ○ सिरदर्द (Headache) आदि।

3. **स्वास्थ्य लाभ अवस्था (Recovery stage)**

इस अवस्था में शरीर में प्रस्तुत लक्षण पूरी तरह समाप्त हो जाते हैं तथा रोगजनक भी शरीर से निकल जाते है।

4. **अदृश्य अवस्था (Latency stage)**

किसी किसी रोग में रोगजनक व्यक्ति के शरीर में पड़े रहते है तथा अपने प्रभाव नहीं दिखाते जैसे (H.I.V.) या हर्पीज के विषाणु (Virus) आदि। इसे अदृश्य अवस्था कहते है।

प्रश्न प्राथमिक स्वास्थ्य देखभाल के 6 घटकों के बारे में लिखो। **(Write 6 essential elements of primary health care?)**

उत्तर प्राथमिक स्वास्थ्य देखभाल के 6 घटक **(6 elements of primary health care)**–

1. प्रचलित स्वास्थ्य समस्याओं, उनकी रोकथाम तथा नियंत्रण विधियों के बारे में जनता को शिक्षा देना।
2. खाद्य आपूर्ति या उपयुक्त पोषण को प्रोत्साहन देना।
3. सुरक्षित जल की आपूर्ति तथा आधारभूत स्वच्छता का ध्यान रखना।
4. मातृ एवं शिशु स्वास्थ्य की देखभाल के अतिरिक्त इस घटक में परिवार की सेवाएँ भी शामिल है।
5. प्रमुख संक्रमण रोगों से सुरक्षा प्रदान करना।
6. स्थानिक (Endemic) रोगों से बचाव करना।

प्रश्न सामुदायिक स्वास्थ्य नर्सिंग एवं संस्थागत नर्सिंग में तीन अंतर बतायें। **(Give three difference between community health nursing and institutional nursing-)**

उत्तर सामुदायिक स्वास्थ्य नर्सिंग एवं संस्थागत नर्सिंग में अंतर

सामुदायिक स्वास्थ्य नर्सिंग (Community health nursing)	संस्थागत नर्सिंग (Institutional nursing)
1. सामुदायिक स्वास्थ्य नर्सिंग समुदाय के किसी भी भाग एवं ग्रुप जैसे स्कूल, घर, कार्यस्थल आदि पर उपलब्ध करायी जा सकती है।	1. संस्थागत नर्सिंग मुख्यतः चिकित्सालय (hospital) में ही प्रदान की जाती है।
2. इसमें रोगी को अस्पताल तक आने तथा इलाज लेने के लिए प्रेरित किया जाता है।	2. इसमें रोगी अपनी आवश्यतानुसार अस्पताल आता है एवं इलाज लेता है। उसे प्रेरित करने की आवश्यकता नहीं होती हैं।
3. सामुदायिक स्वास्थ्य नर्सिंग में व्यक्तिगत संबंध तथा लोगों से संपर्क के अवसर एवं क्षेत्र व्यापक होते हैं।	3. संस्थागत नर्सिंग में लोगों के साथ संपर्क सीमित होता है तथा व्यक्तिगत संबंध स्थापित करने की संभावना नहीं होती है।

प्रश्न प्राथमिक स्वास्थ्य देखभाल के सिद्धांत (**Principle of primary health care**)

उत्तर प्राथमिक स्वास्थ्य देखभाल के सिद्धांत (**Principle of primary health care**)

W.H.O. ने प्राथमिक स्वास्थ्य सुविधा के निम्न सिद्धांत दिए हैं–

- उचित वितरण (Equitable distribution)
- सामुदायिक सहभागिता (Community participation)
- उपयुक्त तकनीक (Appropriate technology)
- रोकथाम पर फोकस (Focus on prevention)
- बहुक्षेत्रीय समन्वयन (Multisectorial co-ordination)
- मैलन्यूट्रीशन (Malnutrition)

मैलन्यूट्रीशन या कुपोषण की परिभाषा (Definition of malnutrition)-

यह एक रोगावस्था है जो एक से अधिक या सभी पोषक तत्वों की कमी या अधिकता के कारण उत्पन्न होती है।

कुपोषण के प्रकार (Types of malnutrition)

1. **अल्प पोषण (Under nutrition):** इसमें बच्चे को कम भोजन के कारण प्रोटीन एवं कैलोरी कुपोषण (Protein–calorie malnutrition) हो जाता है।

2. **पोषक तत्वों का असंतुलन (Imbalance of nutrients):** इसमें पोषक तत्वों के अनुपात में समस्या होती है। पर पोषक तत्वों की कमी आवश्यक रूप से नहीं होती है।

3. **विशिष्ट अल्पता या कमी (Specific deficiency):** किसी विशिष्ट पोषक तत्व की कमी के कारण उत्पन्न कुपोषण है।

4. **अति पोषण (Over nutrition):** यह समस्या अत्यधिक पोषण द्वारा उत्पन्न होने वाले कुपोषण की होती है जो मुख्यतः धनी लोगों में पायी जाती है।

कुपोषण के कारण (Cause of malnutrition)

- व्यक्ति की खाने की आदतें, पकाने की गलत विधि, व्यक्तिगत पसंद, नापसंद।
- सामाजिक परम्पराएँ एवं प्रथाएँ।
- रोग एवं संक्रमण ग्रस्त शरीर।
- पोषण संबंधी शिक्षा का अभाव।
- खाद्य पदार्थों का उत्पादन कम होना, अनुपलब्धता (Unavailability) एवं मिलावट।
- गरीबी एवं असाक्षरता (Poverty and illiteracy)
- स्त्रियों का निम्न स्तर एवं असाक्षरता।
- बेरोजगारी एवं जनसंख्या वृद्धि।

कुपोषण के परिणाम (Effects of malnutrition)

* पोषण की कमी से उत्पन्न रोगों का होना जैसे मैरासमस (Marasmus), नीमिया (Anemia), गाईटर (Goiter)
* मृत्युदर एवं रूग्णतादर (Mortality and morbidity) में बढोत्तरी।
* बच्चों की वृद्धि एवं विकास में रूकावट।
* व्यक्तियों की उत्पादकता में कमी आना।
* जीवन प्रत्याशा (Life expectancy) कम होना।
* राष्ट्र के स्वास्थ्य एवं आर्थिक स्तर में गिरावट आना।

कुपोषण की रोकथाम (Prevention of malnutrition)

कुपोषण की रोकथाम निम्न प्रकार से की जा सकती है–

* पोषण संबंधी स्वास्थ्य शिक्षा प्रदान करना।
* भोजन संबंधी गलत एवं अस्वस्थ आदतों में सुधार लाना।
* खाना पकाने के तरीकों में सुधार लाना, ताकि अधिक से अधिक पोषक तत्वों को बचाया जा सके।
* विभिन्न संक्रमण रोगों से बचाव एवं रोकथाम के उपाय करना।
* राष्ट्रीय पोषण कार्यक्रम को प्रत्येक घर एवं व्यक्ति तक पहुँचाने का कार्य करना।
* महिला साक्षरता पर विशेष ध्यान देना।
* खाद्य, कृषि एवं दुग्ध उत्पादन को प्रोत्साहन देना तथा उनकी उपलब्धता एवं पहुँच उपयोगकर्ताओं तक निश्चित करना।
* सरकार द्वारा गरीब एवं बेरोजगार व्यक्तियों हेतु विशेष सहायता प्रदान करना।

प्रश्न मिड-डे न्यूट्रीशन कार्यक्रम (Mid day nutrition programme)

उत्तर मिड-डे न्यूट्रीशन या मिड डे मील कार्यक्रम (Mid day meal programme)

कुपोषण की समस्या का समाधान निकालने के लिए भारत सरकार ने सन् 1997–98 में मिड डे मील या मिड-डे न्यूट्रीशन कार्यक्रम की शुरूआत की। इस कार्यक्रम के अन्तर्गत बच्चे के प्रतिदिन की भोजन आवश्यकताओं का एक तिहाई भाग जुटाया जा सकता है।

मिड-डे न्यूट्रीशन या मिड डे मील कार्यक्रम के उद्देश्य (Aims of mid day meal nutrition programme)

* स्कूल जाने वाले सभी बच्चों की एक तिहाई पोषण की आवश्यकता को पूर्ण करना।
* भोजन के माध्यम से बच्चों में स्कूल एवं शिक्षा के प्रति रूचि बढाना।
* स्कूल में बच्चों की अनुपस्थिति एवं ड्रापआउट कम करना।
* निर्धन वर्ग के लोगों को थोड़ी राहत पहुँचाना।

मिड-डे न्यूट्रीशन या मिड डे मील कार्यक्रम के सिद्धांत (Principles of mid day meal nutrition programme)

- मिड डे न्यूट्रीशन द्वारा बच्चे की प्रतिदिन की भोजन की एक तिहाई ऊर्जा (Energy) तथा आवश्यक प्रोटीन की आधी मात्रा पूर्ति करना।
- निःशुल्क भोजन प्रदान करना या बहुत कम मूल्य पर भोजन प्रदान करना।
- स्कूल में पकने एवं आसानी से बनने वाले भोजन का चयन करना चाहिए।
- भोजन स्कूल में ही तैयार एवं उपलब्ध कराया जाए।
- भोजन में स्थानीय खाद्य पदार्थों का भरपूर उपयोग किया जाए।
- भोजन की व्यवस्था में स्थानीय लोगों की सहायता ली जाए।
- भोजन को पकाने एवं परोसने में स्वच्छता का विशेष ध्यान रखा जाए।
- प्रतिदिन एक ही तरह का भोजन न दिया जाए।
- यह कार्यक्रम वर्ष के 250 दिन संचालित होना चाहिए।

मिड-डे न्यूट्रीशन के अनुसार बालक की प्रतिदिन पोषण की आवश्यकता (Daily requirement of nutrition for child according to mid day meal nutrition programme)

- अनाज (Cereals)–75 gm/day/child
- दाल (Pulses)–30 gm/day/child
- हरी पत्तेदार सब्जियाँ (Green leafy vegetable)–30 gm/day/child
- अन्य सब्जियाँ (Other vegetables)–30 gm/day/child
- तेल (Oil)–8 gm/day/child

प्रश्न होम विजिट (Home visit)

उत्तर होम विजिट / गृह मुलाकात (Home visit) की परिभाषा–

घर–घर जाकर लोगों को स्वास्थ्य शिक्षा (Health education) एवं स्वास्थ्य देखभाल सेवाएँ (Health care services) प्रदान करने की विधि को होम विजिट कहते है।

घर पर स्वास्थ्य सेवाएँ प्रदान करना सामुदायिक स्वास्थ्य नर्सिंग का प्रमुख अंग है।

होम विजिट के लाभ (Advantage of home visit)

- इसके द्वारा समुदाय के लोगों को घर–घर जाकर स्वास्थ्य सेवा प्रदान की जा सकती है।
- जो लोग स्वास्थ्य संस्थान नहीं जा सकते उन्हें भी घर तक स्वास्थ्य सेवाएँ उपलब्ध कराने में सहायता प्रदान करती हैं।
- इसके माध्यम से नर्स लोगों की व्यक्तिगत एवं पारिवारिक परिस्थितियों को अपने सामने देख सकती है।
- होम विजिट के समय रोगी को प्रत्यक्ष स्वास्थ्य देखभाल (Direct health care) प्रदान की जा सकती है।

- रोगी को उसके अपने घर पर एवं वातावरण में आराम एवं तनावमुक्त रूप से स्वास्थ्य सेवा दी जा सकती है।
- होम विजिट से रोगी एवं उसके परिवार की आर्थिक, मानसिक, सामाजिक एवं सांस्कृतिक प्रवृति का पता चलता है।
- व्यक्तिगत एवं प्रत्यक्ष संपर्क (Direct contact) के कारण परिवार एवं नर्स में विश्वास भाव उत्पन्न होता है तथा स्वास्थ्य सेवाएँ प्रदान करने में सरलता रहती है।

प्रश्न प्राथमिक स्वास्थ्य से आप क्या समझते हैं? सामुदायिक स्वास्थ्य से क्या अभिप्राय है? इसके उद्देश्यों का वर्णन कीजिए। (What do you mean by primary health? What do you mean by community health, explain its aims?)

उत्तर प्राथमिक स्वास्थ्य (Primary health) की परिभाषा–

प्राथमिक स्वास्थ्य व्यक्तियों को सार्वजनिक रूप से सुलभ एवं स्वीकार्य, आवश्यक देखभाल प्रदान करना हैं, जिसमें लोगों की पूर्ण भागीदारी हो तथा जिसकी लागत, समुदाय एवं राष्ट्र उठाने में सक्षम हो।

सामुदायिक स्वास्थ्य (Community health definition)

सामुदायिक स्वास्थ्य, समुदाय के लोगों की स्वास्थ्य स्थिति, उनके स्वास्थ्य को प्रभावित करने वाली समस्याओं तथा समुदाय में उपलब्ध स्वास्थ्य देखभाल की समग्रता को कहते है।

सामुदायिक स्वास्थ्य के उद्देश्य (Aims of community health)

- जीवन प्रत्याशा (Life expectancy) को बढ़ाना।
- मातृ मृत्यु दर (MMR) एवं शिशु मृत्यु दर (IMR) एवं अन्य रूग्णतादर (Morbidity rate) को कम करना।
- सामुदायिक स्वास्थ्य सेवाएँ (Community health services) उपलब्ध कराना।
- बीमारियों की उत्पत्ति के लिए जिम्मेदार कारण–प्रभाव–सम्बंध (Cause Effect relationship) की जानकारी प्राप्त करना।
- सामुदायिक संसाधनों को इकट्ठा कर, प्रभावी स्वास्थ्य सेवाएँ प्रदान करना।
- दी जा रही स्वास्थ्य सेवाओं का समय–समय पर मूल्यांकन करना।
- निरंतर, जरूरी एवं आवश्यक स्वास्थ्य सम्बंधित योजनाओं का नियोजन एवं निर्माण करना।
- विभिन्न सरकारी, गैर सरकारी एवं स्वैच्छिक (Voluntary) संगठनों की सहायता प्राप्त कर, स्वास्थ्य सेवाओं का प्रचार–प्रसार करना।
- सामुदायिक निदान (Community diagnosis) खोजना।
- गरीब एवं कमजोर वर्ग (माता एवं बच्चें) की स्वास्थ्य समस्याओं एवं आवश्यकताओं का पता लगाना एवं समय रहते उनका निवारण करना।
- स्वास्थ्य के विभिन्न स्तरों पर रेफरल सेवाएँ प्रदान करना।

प्रश्न कहाँ–कहाँ पर नर्स को स्वास्थ्य शिक्षा देने के अवसर प्राप्त होते हैं एक समुदाय, व्यक्तिगत व परिवार में। (**Describe opportunities where nurse can provide heath education to community, home and individual.**)

उत्तर स्वास्थ्य शिक्षा के अवसर (**Opportunity to provide health education**)

स्वास्थ्य शिक्षा देने के अवसर समुदाय, व्यक्तिगत एवं परिवार में इस प्रकार हैं–

1. समुदाय में (In community)

- एक समुदाय में नर्स के पास विभिन्न अवसर होते है स्वास्थ्य शिक्षा प्रदान करने के। वह समुदाय के किसी सामान्य या विशेष ग्रुप का चुनाव कर सकती है।
- वह स्कूल का चुनाव कर सकती है तथा वहाँ बच्चों के स्वास्थ्य संबंधित शिक्षा प्रदान कर सकती है।
- वह उद्योगों एवं व्यवसायों को चुनकर, वहाँ उपस्थित लोगों को औद्योगिक एवं व्यावसायिक स्वास्थ्य संबंधित शिक्षा प्रदान कर सकती है।
- वह गाँव के एक समूह को पर्यावरण स्वच्छता (Environmental hygiene) तथा अन्य पर्यावरण संरक्षण संबंधित शिक्षा प्रदान कर सकती है।
- वह समुदाय के वृद्ध लोगों को वृद्धावस्था एवं उसमें होने वाली समस्याएँ तथा उनका निवारण बता सकती है।
- वह समुदाय की गर्भवती महिलाओं का चुनाव कर उन्हे गर्भावस्था, शिशु देखभाल तथा प्रसवपूर्व देखभाल के बारे में शिक्षा प्रदान कर सकती है।

2. परिवार में (In family)

- वह परिवार के लोगों को प्राथमिक उपचार (First aid) के बारे में शिक्षित कर सकती है।
- वह परिवार में होने वाले छोटे–छोटे विकार एवं क्षति के उपचार के बारे में परिवार को शिक्षित कर सकती है।
- घर में होने वाली दुर्घटनाओं की रोकथाम के बारे में शिक्षित कर सकती है।
- वह घर की साफ–सफाई, साफ पानी के उपयोग, कूड़े के फेंकने तथा सीवेज निष्कासन (Sewage drainage) आदि के बारे में भी परिवार को शिक्षा प्रदान कर सकती है।
- संक्रमण से बचने के उपाय एवं आवश्यकता का भी प्रचार कर सकती है।

3. व्यक्तिगत (Individual)

- वह व्यक्ति को हॉस्पिटल या समुदाय में, कहीं भी स्वास्थ्य शिक्षा प्रदान कर सकती है।
- वह व्यक्तिगत शिक्षा समय एवं, अवसर देखकर प्रदान कर सकती है।

- वह व्यक्ति की स्वास्थ्य देखभाल (Health care) या नर्सिंग केयर (Nursing care) करते समय स्वास्थ्य शिक्षा का अवसर निकाल सकती है तथा उसे सामान्य एवं उसके रोग से सम्बन्धित जानकारी दे सकती है।
- हेल्थ विजिटर द्वारा लोगों को निम्न स्तरों पर स्वास्थ्य शिक्षा का अवसर मिलता है।

प्रश्न पाँच साल से कम वाले क्लीनिक किसको सेवाएँ प्रदान करतें है? आप एक तीन साल के बालक का शारीरिक एवं मानसिक जाँच कैसे करेंगें। (Under five year clinic provide services to whom? How you will assist the physical and mental check up of a under three year of child?)

उत्तर **पाँच साल से कम वाले क्लीनिक (Under five clinic)**

अण्डर फाइव क्लीनिक पाँच साल से कम आयु वाले बच्चों के लिए संचालित किए जाते है जिसमें उनको वृद्धि चार्ट (Growth chart), रोकथाम देखभाल (Preventive care) तथा बीमारी में देखभाल (Care in illness) आदि की सेवाएँ प्रदान की जाती है।

तीन साल के बच्चे की शारीरिक एवं मानसिक जाँच (Physical and mental check up of a under three year of child)

- तीन साल की आयु में बच्चे में वृद्धि एवं मानसिक विकास की गति तेज होती है।
- इस अवस्था तक उसका टीकाकरण भी पूरा हो जाता है।
- इस आयु में बच्चे के डिहाड्रेशन (Dehydration), अतिसार (Diarrhea), कुपोषण (Malnutrition) एवं संक्रामक रोगों (Infectious diseases) से पीडित होने की सम्भावना अधिक हो जाती है।
- इस आयु में बच्चे की शारीरिक एवं मानसिक जाँच इस प्रकार करेंगे–

1. **पोषण सम्बंधित जाँच (Nutritional assessment)**

   बच्चे की वृद्धि एवं विकास पर पोषण का सीधा प्रभाव पडता है। बच्चें के पोषण का आँकलन निम्न प्रकार से किया जा सकता है। यह है–

   - सर से पैर तक शिशु की शारीरिक परीक्षण (Head to toe examination)
   - बच्चे की मानवयिति (Anthropometry) की जाँच कर। जैसे वजन, लम्बाई, mid arm circumference.
   - उसके शरीर में पोषण एवं कुपोषण के लक्षण देखना जैसे बालों का रंग, जीभ का रंग, त्वचा की नमी आदि।

2. **वृद्धि एवं विकास संबंधित जाँच (Assessment of Growth development)**

   - बच्चे की समय–समय पर वजन एवं लम्बाई नापना।
   - उसका स्वास्थ्य परीक्षण (Health examination) करना।

- बच्चे के दाँत का निरीक्षण, सुनने एवं बोलने की जाँच तथा पेट में कीड़े पड़ने आदि की जाँच करना।

3. बच्चे का पारिवारिक इतिहास (Family history)
- बच्चे की जन्म एवं जन्म के उपरान्त की हिस्ट्री (History) लेना।
- बच्चे के परिवार में किसी दीर्घकालिक (Chronic) रोग अथवा किसी वंशानुगत बीमारी के बारे में जानकारी प्राप्त करना।

4. पूर्व चिकित्सा इतिहास (Past medical history)
- जन्म के समय या बाद में ऐसी कोई घटना की जानकारी प्राप्त करना जो बच्चे के विकास को प्रभावित करे।
- बच्चे में जन्म के बाद देखे गए कोई असामान्य लक्षण की जानकारी प्राप्त करना।

5. मानसिक जाँच (Psychological test)
बच्चे के मानसिक विकास की जाँच करने के लिए मुख्यतः निम्नलिखित पर फोकस किया जाता है–
- बुद्धिमता (Intelligence)
- उपलब्धि (Achievement especially mile stone)
- स्मरण शक्ति (Memory)
- भावना (Emotion)
- व्यवहार (Behaviour, social and individual)
- एकाग्रता (Concentration)

इतने आधार पर की गई जाँच से बच्चे के मानसिक विकास का ऑकलन किया जा सकता है।

प्रश्न एपीडेमियोलाजी क्या है? इसके उद्देश्य और रोग पर प्रभाव डालने वाले कारकों का वर्णन करो। (Define epidemiology. Describe its aims and factors affecting diseases.)

उत्तर एपीडेमियोलाजी (Epidemiology)
यह चिकित्सा विज्ञान की एक शाखा है जिसमें स्वास्थ्य संबंधित निर्धारक (Determinant) एवं वितरण (Distribution) की स्थिति या घटना का एक विशिष्ट अध्ययन किया जाता है।

एपीडेमियोलाजी के उद्देश्य (Aims)
- मानव जनसंख्या (human population) में स्वास्थ्य एवं रोग की समस्या का वितरण (Distribution) एवं परिणाम (Result) का वर्णन करना।

- रोग के कारणों (Cause of disease) या रोग की उत्पत्ति (Origin of disease) या रोगजनक कारकों (Disease causing pathogen) का पता लगाना तथा उन्हें चिन्हित (Notice) करना।
- रोग के नियंत्रण एवं उपचार के लिए योजना, क्रियान्वयन, मूल्यांकन तथा सेवाओं की प्राथमिकता को तय करने के लिए आँकडे उपलब्ध कराना।

रोग पर प्रभाव डालने वाले कारक (Factors affecting disease)

रोग पर प्रभाव डालने वाले मुख्यतः तीन कारक होते है–

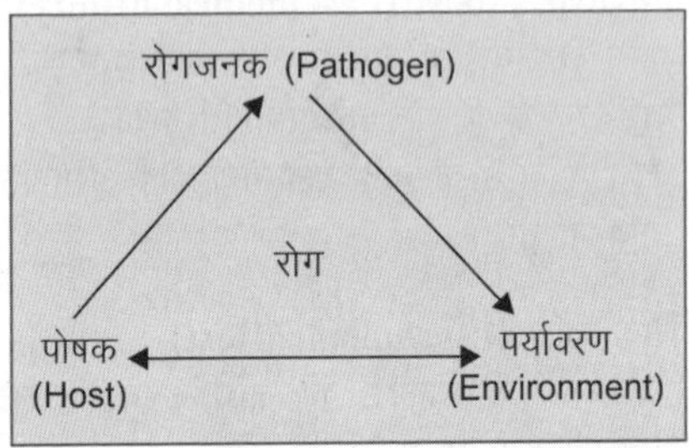

पुनः तीन कारकों को कई कारण प्रभावित करते है–

1. **रोगजनक कारक (Pathogen Factor)**
   - रोगजनक की उपस्थिति (Presence of Pathogen)
   - रोगजनक की उग्रता एवं अनिष्टता (Aggressiveness and virulence of Pathogen)
   - अनुकूलनशीलता (Adaptability)
   - वितरण में निपुणता (Dispersal efficiency)
   - उत्तरजीविता में निपुणता (Survival efficiency)
   - प्रजनन योग्यता (Reproductive fitness)

2. **पर्यावरण कारक (Environment Factor)**
   - **भौतिक कारक (Physical Factor)**
     - तापमान (Temperature)
     - बरसात, उसकी अवधि एवं प्रबलता (Rainfall its duration and intensity)
     - मिट्टी, घर, रोशनी, शोर, रेडिएशन आदि भी रोग को प्रभावित करते हैं।
   - **जैविक कारक (Biological Factor)**
     - जीवों के बीच स्थिति मैत्रीपूर्ण संबंध (Harmonious relationship) में जब कोई बाधा उत्पन्न होती है तो बीमारियों का जन्म होता है।

- **मानसिक एवं सामाजिक कारक (Psychological and social factor)**
  - सांस्कृतिक मूल्य (Cultural value)
  - रीति–रिवाज (Custom)
  - आदत (Habit)
  - आस्था (Belief)
  - दृष्टिकोण (Attitude)
  - धर्म (Religion)
  - साक्षरता (Education)
  - जीवनशैली (Life style)
  - स्वास्थ्य सेवाएँ (Health services)
  - सामाजिक एवं राजनीतिक संगठन (Social and political organization)

3. **पोषक कारक (Host Factor)**
   - आयु (Age)
   - लिंग (Sex)
   - जांतीयता (Ethnicity)
   - आनुवंशिक कारक (Genetic Factor)
   - व्यक्ति की प्रतिरक्षा (Immunity)
   - शारीरिक स्वास्थ्य (Physical health)
   - व्यक्तित्व (Personality)
   - शारीरिक सक्रियता (Physical activity)
   - मदिरा सेवन, धूम्रपान, दवाओं का प्रयोग (Alcohol, smoking and drug abuse)
   - व्यावहारिक पैटर्न (Behavioural pattern)

प्रश्न रोग के निवारण की विधियाँ। (Method of prevention of diseases)

उत्तर रोग के निवारण के लिए निम्नलिखित विधियाँ हैं–

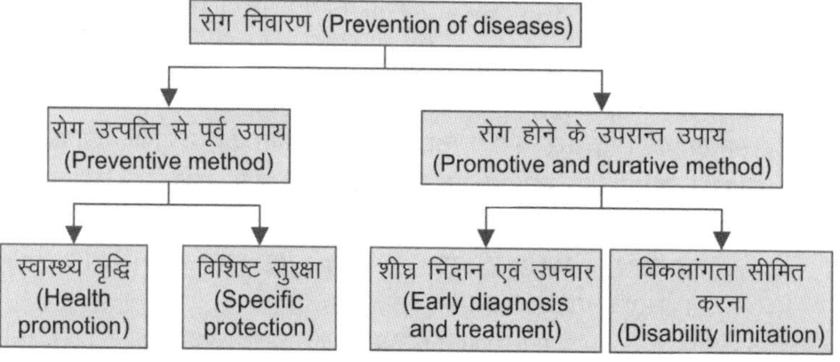

1. रोग उत्पत्ति से पूर्व उपाय (**Method taken before origin of diseases – Preventive method**)
   a. स्वास्थ्य वृद्धि (**Health promotion**)
      – इसमें लोगों के स्वास्थ्य सुधार एवं स्वास्थ्य नियंत्रण की क्षमता को बढ़ाने के उपाय बताए जाते है।
      – उसकी आदतों, व्यवहार एवं जीवन शैली को स्वस्थ्य बनाने का प्रयास किया जाता है।
      – उसे स्वास्थ्य वृद्धि संबंधित विषयों पर शिक्षा प्रदान की जाती है। जैसे संतुलित भोजन, साफ–सफाई, व्यायाम आदि।
   b. विशिष्ट सुरक्षा (**Specific promotion**)
      – टीकाकरण (Immunization)
      – दुर्घटनाओं से सुरक्षा (Safety from accident)
      – प्रदूषण नियंत्रण (Pollution control)
      – रोग निवारण उपाय अपनाना (Prophylactic measures)

2. **रोग होने के उपरांत उपाय (Method taken after contacting diseases- Curative and Promotive method)**
   a. शीघ्र निदान एवं उपचार (**Early diagnosis and treatment**)
      – जितनी जल्दी रोग निदान (Diagnosis) किया जाएगा उतनी ही जल्दी उस रोग का उपचार (Treatment) कर उसका विस्तार रोका जा सकता है।
      – इसके द्वारा रोग के संचरण (Transmission) पर रोक लगाई जा सकती है।
   b. विकलांगता सीमित करना (**Disability limitation**)
      – इस विधि द्वारा व्यक्ति की असमर्थता एवं विकलांगता को कम किया जा सकता है या उसे होने से रोका जा सकता है।
      – इस विधि में चिकित्सा के अलावा सामाजिक, पारिवारिक एवं वातावरणीय उपायों का भी सहयोग लिया जाता है।

प्रश्न सबके लिए स्वास्थ्य (**Health for all**)

उत्तर परिभाषा (Definition)

'स्वास्थ्य का ऐसा स्तर प्राप्त करना जो प्रत्येक व्यक्ति को सामाजिक एवं आर्थिक रूप से उपयोगी जीवन व्यतीत करने के योग्य बना सके उसे 'सबके लिए स्वास्थ्य' (Health for all) कहते है।'

- सन् 1977 में WHO की सभा में 'सबके लिए स्वास्थ्य' (Health for all) का प्रस्ताव रखा गया था।
- इसका लक्ष्य था सन् 2000 तक सबके लिए स्वास्थ्य प्रदान करना। (Health for all by 2000 A.D.)

उद्देश्य (Aim): इसका मुख्य उद्देश्य था सभी देशों में स्वास्थ्य संसाधनों के उपयुक्त (Appropriate) एवं समान (Equitable) वितरण पर बल देना।

दृष्टिकोण (Objectives)

इसके दो दृष्टिकोण हैं—

1. **दूरगामी दृष्टिकोण (Long term Objectives)**
   सभी लोगों को स्वास्थ्य का सम्भावित सर्वोच्च स्तर (Expected optimal level) प्राप्त हो।

2. **तात्कालिक दृष्टिकोण (Immediate objectives)**
   सभी देशों के नागरिकों द्वारा स्वास्थ्य का न्यूनतम स्तर (Minimum level) प्राप्त करना जो उन्हें अपने समुदाय में सामाजिक रूप से उपयोगी कार्य करने के समर्थ बनाए।

प्रश्न राष्ट्रीय स्वास्थ्य नीति–2002 (National health policy-2002)

उत्तर स्वास्थ्य एवं परिवार कल्याण मंत्रालय, भारत सरकार ने 'सबके लिए स्वास्थ्य' (Health for all) के लक्ष्य को पूरा करने के लिए सन् 1983 में राष्ट्रीय स्वास्थ्य नीति का गठन किया। सन् 2002 में इस नीति को दोहराया गया, इस कारण अब इस नीति को राष्ट्रीय स्वास्थ्य नीति–2002 कहते है।

उद्देश्य (Aim)

इस नीति का मुख्य उद्देश्य देश के आम नागरिकों के लिए अच्छे स्वास्थ्य के स्वीकार्य मापदंडों (Acceptable standards) को प्राप्त करना है।

पद्धति (Approach)

- स्वास्थ्य सेवाओं का विकेन्द्रीकरण करना (Decentralization of health services)
- स्वास्थ्य सेवाओं को सभी के लिए उपलब्ध कराना (Availability of health services to all)
- वर्तमान स्वास्थ्य सेवाओं को नया ढाँचा (New infrastructure) प्रदान करना।
- समान रूप से स्वास्थ्य सेवाओं तक पहुँच रखना (Equitable access)
- केन्द्र सरकार द्वारा राज्य सरकार को स्वास्थ्य सेवा विस्तार हेतु सहायता प्रदान करना।
- जन स्वास्थ्य सेवाओं में निजी सहभागिता (Public participation) का बढ़ावा देना।
- उपचार विधि (Curative method) से अधिक रोकथाम विधि (Preventive method) पर जोर देना।

- एलोपैथी चिकित्सा (Allopathic medicine) में दवाओं का तर्कसंगत (Rational) प्रयोग करना।

राष्ट्रीय स्वास्थ्य नीति–2002 के लक्ष्य (Goals of national health policy 2002)	लक्ष्य प्राप्त करने का साल
1. पोलियो एवं यॉ का उन्मूलन (Eradication of Polio and Yaw)	2005
2 लेप्रोसी को हटाना (Eliminate leprosy)	2005
3. कालाजार हटाना (Eliminate-Kala Azar)	2010
4. लिम्फेटिक फाइलेरियासिस हटाना (Eliminate lymphatic filariasis)	2015
5. HIV/AIDS में शून्य स्तर की वृद्धि	2007
6. TB द्वारा मृत्यु दर, मलेरिया एवं जल द्वारा उत्पन्न रोगों को 50 प्रतिशत तक कम करना	2010
7. अंधेपन की व्यापकता (Prevalence) को 0.5% कम करना	2010
8. IMR को 30 / 100 एवं MMR को 100 / Lakh तक कम करना	2010
9. सार्वजनिक स्वास्थ्य सेवाओं के प्रयोग को <20% से >75% बढ़ाना	2010
10. स्वास्थ्य खर्च को GDP के 0.9% से बढ़ा कर 2.0% करना	2010
11. राज्य स्वास्थ्य खर्च बजट को 5.5% से 7% तक बढ़ाना	2005

प्रश्न प्राथमिक स्वास्थ्य केंद्र। (**Primary health centre**)

उत्तर प्राथमिक स्वास्थ्य केंद्र की अवधारणा (Concept) सबसे पहले Bhore committee ने दी थी।

प्राथमिक स्वास्थ्य केंद्र का ढाँचा (Infrastructure of PHC)

देश की जनसंख्या (Population), जनसंख्या घनत्व (Population density) एवं क्षेत्रफल (Area) के आधार पर स्वास्थ्य सेवाओं का गठन एवं वितरण किया गया है। यह इस प्रकार है–

स्वास्थ्य केन्द्र (Health center)	मैदानी जनसंख्या कवरेज (Plain population coverage)	पहाड़ी या अदिवासी जनसंख्या कवरेज (Hilly/tribal population coverage)
1. सामुदायिक स्वास्थ्य केन्द्र (Community health center)	120000	80000
2. प्राथमिक स्वास्थ्य केन्द्र (Primary health centre)	30000	20000
3. उपकेन्द्र (Sub-center)	5000	3000

प्राथमिक स्वास्थ्य केन्द्र के कार्य (**Function of PHC**)

- चिकित्सकीय देखभाल (Medical care)
- मातृत्त्व एवं शिशु स्वास्थ्य सेवाएँ जिसमें परिवार नियोजन शामिल है। (MCH including family planning)
- साफ जलापूर्ति एवं मूलभूत साफ–सफाई (Safe water supply and basic sanitation)
- स्थानिक रोगों की रोकथाम एवं नियंत्रण (Prevention and control of endemic diseases)
- आवश्यक ऑंकड़े इकट्ठा करना एवं रिपोर्ट बनाना (Collection and reporting of vital statistics)
- स्वास्थ्य शिक्षा (Health education)
- राष्ट्रीय स्वास्थ्य कार्यक्रम संचालन (Operating national health programme)
- रेफरल सेवाएँ (Referral services)
- स्वास्थ्य गाइड, स्वास्थ्य कार्यकर्ता, दाई एवं स्वास्थ्य सहायक को प्रशिक्षण देना। (Training of health guide, health worker, local dais and health assistance)
- मूलभूत लैबोरेटरी सेवाएँ (Basic laboratory services)

कर्मचारी पैटर्न (**Staffing pattern**)

कर्मचारी (*Staff*)	प्रस्तावित संख्या (*No.*)	मौजूदा संख्या
1. मेडिकल अफसर (Medical officer)	01	01
2. AYUSH चिकित्सक (Practitioner)	01	Nil
3. लेखा जोखा प्रबंधक (Account manager)	01	Nil
4. फार्मसिस्ट (Pharmacist)	02	01
5. नर्स–मिडवाइफ (Nurse Midwife)	05	01
6. स्वास्थ्य कार्यकर्ता (स्त्री) (Health worker-female)	01	01
7. स्वास्थ्य शिक्षक (Health educator)	01	01
8. स्वास्थ्य सहायक (स्त्री एवं पुरूष) (Health assistance- male and female)	02	02
9. क्लर्क (Clerk)	02	01
10. लैब टेक्नीशियन (Lab technician)	02	01
11. चालक (Driver)	01	01
12. चतुर्थ श्रेणी (Class-IV)	04	04
	Total = 24 or 25	Total = 15

प्रश्न राष्ट्रीय ग्रामीण स्वास्थ्य मिशन। (National Rural Health Mission)

उत्तर राष्ट्रीय ग्रामीण स्वास्थ्य मिशन का प्रारंभ 5th April, 2005 में सात साल (2005-2012) की अवधि के लिए किया गया।

मुख्य उद्देश्य (Main aim)

- NRHM का मुख्य उद्देश्य है, सुगम्य (Accessible), वहन करने योग्य (Affordable), उत्तरदायी (Accountable), प्रभावी (Effective) एवं भरोसे मंद (Reliable) प्राथमिक स्वास्थ्य देखभाल (Primary health care) उपलब्ध कराना।
- ग्रामीण स्वास्थ्य देखभाल में उपस्थित अंतर को Accredited Social Health Activist (ASHA–आशा) के सृजन (Creation) द्वारा कम करना।

NRHM की कार्य प्रणाली (Plan of action of NRHM)

- **ASHA** (आशा)– प्रत्येक समुदाय में एक आशा का सृजन करना।
- उपकेन्द्रों को मजबूत बनाना (Strengthening sub-centre)
    - आवश्यक औषधियों की आपूर्ति एवं AYUSH की नियुक्ति।
    - बहुउद्देशीय स्वास्थ्य कार्यकर्ता पुरूष (Multipurpose health worker male) का प्रावधान।
    - 18 राज्यों में उपकेन्द्रों को ₹ 10000 प्रति वर्ष देकर मजबूती प्रदान करना।
- प्राथमिक स्वास्थ्य केन्द्र को मजबूत बनाना **(Strengthening of PHC)**
    - आवश्यक दवाओं की उपयुक्त एवं निरंतर आपूर्ति (टीकाकरण सहित)।
    - 24 घंटे सेवाओं का प्रावधान।
    - उपचार मापदंड मार्गदर्शक (Standard treatment guideline) का पालन करना।
    - सभी PHC को 24 घंटे रेफरल सेवाओं के लिए अपग्रेड करना तथा एक अतिरिक्त डॉक्टर का प्रबंधन करना।
- सामुदायिक स्वास्थ्य केन्द्र को मजबूती प्रदान करना (Strengthening community health services)
    - सभी सामुदायिक स्वास्थ्य केन्द्रों को 24 घंटे रेफरल इकाई के रूप में चलाना।
    - रोगी कल्याण समिति का प्रचार करना।
    - स्वास्थ्य सेवा एवं खर्च के लिए मापदंड तैयार करना।

प्रश्न सामुदायिक स्वास्थ्य नर्सिंग के सिद्धांत। (Principle of community health nursing)

उत्तर सामुदायिक स्वास्थ्य नर्सिंग के सिद्धांत

- सामुदायिक स्वास्थ्य सेवाएँ लोगों की आवश्यकताओं, समस्याओं, विचारों एवं उपलब्ध संसाधनों पर निर्भर करती है इसलिए नर्स को समुदाय के बारे में जानकारी होनी चाहिए।

- समुदाय में किसी व्यक्ति विशेष को स्वास्थ्य सेवा देकर उपचार नहीं कर सकते। समुदाय में नर्स को परिवार को एक इकाई मानकर उनका संपूर्ण ध्यान रखना चाहिए।
- उसे स्वास्थ्य सेवा देते समय बजट, समय, मानवशक्ति (Manpower) तथा उपलब्ध सुविधाओं के अनुसार सेवा प्रदान करनी चाहिए।
- उसे बिना किसी भेदभाव के समुदाय के सभी लोगों को स्वास्थ्य सेवा देनी चाहिए। जैसे धर्म, धन, रंग आदि का भेदभाव नहीं होना चाहिए।
- सामुदायिक स्वास्थ्य सेवा तभी लाभकारी है जब वह निरंतर (Regular) दी जाए।
- समुदाय में स्वास्थ्य के विकास के लिये स्वास्थ्य शिक्षा अत्यंत महत्वपूर्ण है। नर्स को लोगों को उनसे जुड़े स्वास्थ्य संबंधित विषयों में स्वास्थ्य शिक्षा देनी चाहिए तथा स्वास्थ्य शिक्षा देने के अवसर ढूंढतें रहना चाहिए।
- समुदाय में किए कार्य को रिकॉर्ड रखना चाहिए तथा प्रत्येक कार्य की नियमित रूप से रिपोर्टिंग होनी चाहिए।
- समय–समय पर सभी स्वास्थ्य कार्यकर्ताओं को नई विधि एवं तकनीक के बारे में प्रशिक्षित करना चाहिए।
- समुदाय में अकेले कार्य को सफलता पूर्वक करना संभव नहीं है। इसलिए नर्स को साथी कार्यकर्ता (Co-worker), सहायक (Assistant), स्थानीय नेता (Local leader) तथा अन्य प्रभावशाली लोगों की सहायता एवं सहयोग लेना चाहिए।
- स्वास्थ्य टीम में आपसी संबंधों में मधुरता होनी चाहिए। प्रत्येक सदस्य को अपने कार्य (Function) एवं भूमिका (Role) की जानकारी होनी चाहिए।
- समुदाय में दी गई सेवाओं का समय–समय पर मूल्यांकन (Evaluation) होना चाहिए।

प्रश्न **संक्रामक रोगों की रोकथाम एवं नियंत्रण के उपाय। (Measures for prevention and control of communicable diseases)**

उत्तर संक्रामक रोगों की रोकथाम एवं नियंत्रण के लिए निम्नलिखित उपाय किए जा सकते है–

- **सामान्य उपाय (General measures)**
  - स्वच्छ जलापूर्ति तथा गंदे पानी का उपयुक्त निष्काशन।
  - पोषण स्तर में सुधार करना।
  - व्यक्तिगत एवं पर्यावरण की साफ–सफाई पर ध्यान देना।
  - संक्रामक रोगों से रोकथाम के बारे में लोगों को शिक्षित करना।
  - टीकाकरण कराना।
  - लोगों के शिक्षण स्तर में सुधार लाना।

- **निगरानी एवं अधिसूचना (Surveillance and notification)**
  - संक्रामक रोगों के संचरण (Transmission) एवं प्रसार (Spread) पर निगरानी रखना।
  - संवेदनशील (Susceptible) पोषक (Host) को चिन्हित करें।
  - संक्रामक रोगों का पता लगते ही उच्च अधिकारी या प्रशासनिक अधिकारी को सूचित करें, ताकि समय रहते उसका नियोजन (Planning) एवं समाधान (Solution) किया जा सके एवं वह महामारी (Epidemic) न बन जाए।
- **पाँच F द्वारा संक्रमण पर रोक (Prevention of infection by 5F)**
  - फोमाइट्स (Fomites), खाद्य पदार्थ (Food stuff), उंगलियों (Fingers), मक्खियों (Flies) तथा मल (Fecal) द्वारा प्रसारित संक्रमणों की रोकथाम करना।
- **स्वास्थ्य शिक्षा (Health education)**
  - संक्रामक रोगों के फैलने, कारण, लक्षण, रोकथाम एवं नियंत्रण से संबंधित सभी जरूरी विषयों पर समुदाय में शिक्षा एवं जागरूकता फैलाना।
  - लोगों को अपने तथा अपने परिवार की विभिन्न संक्रामक रोगों से सुरक्षा के लिए लोगों को जागरूक एवं प्रेरित करना।
- **शीघ्र निदान एवं उपचार (Early diagnosis and treatment)**
  - संक्रमित रोगी का शीघ्र निदान कर उसका उपचार प्रारंभ करना ताकि वह संक्रमण रोगी में विकसित न कर सके तथा रोगी से दूसरे स्वस्थ लोगों में न पहुँचे।
  - रोगी के संक्रमित मल, मूत्र., थूक, रक्त, शरीर द्रवों तथा अन्य संदूषित (Contaminated) वस्तुओं का उपयुक्त विसंक्रमण (Disinfection) करना।
- **अस्पताल में संक्रमण की रोकथाम (Prevention of infection in Hospital)**
  - संक्रमित व्यक्ति को एकांत में (Isolation) रखना तथा Barrier Nursing अपनाना।
  - समय–समय पर अस्पताल की सभी इकाई में विसंक्रमण (Disinfection) कराना।
  - रोगी एवं स्वास्थ्य टीम को हाथ धोने का तरीका एवं आदतें सिखाना।
  - सभी रोगियों की देखभाल करते समय मास्क, दस्ताने, गाउन, चश्मा आदि का प्रयोग करना।
  - यूनिवर्शल सुरक्षा निर्देशों (Universal safety precaution) का पालन करना।

प्रश्न रोगक्षमता। (Immunity)

उत्तर रोगक्षमता की परिभाषा (Definition of immunity)

प्रत्येक प्राणी में उपस्थित विशिष्ट एन्टीबॉडी एवं विशिष्ट व्हाइट ब्लड सेल द्वारा प्रदान की वह योग्यता जो उसे किसी प्रकार के संक्रमण एवं रोगाणु के जीव–विष से लड़ने की क्षमता प्रदान करती है, उसे रोग क्षमता कहते हैं।

रोग क्षमता के प्रकार (Types of Immunity)

मुख्यतः रोग क्षमता के दो प्रकार होते हैं–

1. **प्राकृतिक या स्वाभाविक रोगक्षमता (Natural Immunity)**

   यह प्राकृतिक वंशानुगत (Inherited) कारकों की विद्यमानता के परिणामस्वरूप किसी रोग के प्रति जन्म से ही होने वाली स्थायी रोग क्षमता होती है।

2. **उपार्जित रोगक्षमता (Acquired Immunity)**

   यह जन्म के बाद व्यक्ति के जीवन काल में उत्पन्न होने वाली रोगक्षमता होती है। यह सक्रिय एवं निष्क्रिय रूप से उत्पन्न होती है। इसके प्रकार है–

   - सक्रिय रोग क्षमता (Active Immunity)
     - स्वाभाविक सक्रिय रोगक्षमता (Natural active immunity)
     - कृत्रिम सक्रिय रोगक्षमता (Artificial active immunity)
   - निष्क्रिय रोग क्षमता (Passive immunity)
     - स्वाभाविक निष्क्रिय क्षमता (Natural Passive immunity)
     - कृत्रिम निष्क्रिय रोगक्षमता (Artificial Passive immunity)

Quick view revision:

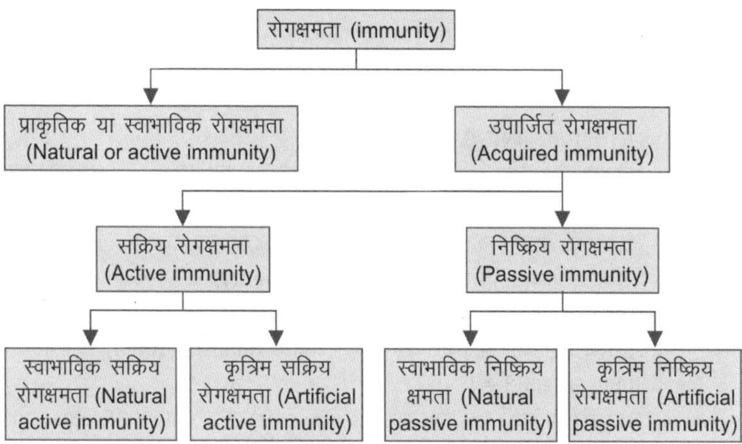

प्रश्न एपिडेमिओलॉजी की उपयोगिता। (Uses of epidemiology)

उत्तर एपिडेमिओलॉजी की मुख्यतः सात उपयोगिता है–

1. किसी जनसंख्या में रोगों के उतार–चढ़ाव की इतवृत्ति (History) का अध्ययन करना। इससे आगामी स्वास्थ्य समस्याओं का अनुमान लगाने में सहायता मिलती है।

2. सामुदायिक निदान (Community Diagnosis) करना, ताकि इसके अनुसार स्वास्थ्य देखभाल (Health care) हेतु उपचार (Treatment) किया जा सके।

3. नियोजन एवं मूल्यांकन (Planning and evaluation) करना, ताकि संसाधनों को तर्कसंगत (Rational) रूप से वितरित किया जा सके।

4. व्यक्तिगत खतरों (Individual risk) एवं अवसरों (Chances) का मूल्यांकन करना ताकि रोग के कारणों एवं उनकी गम्भीरता का पता लगाया जा सके। इसके द्वारा व्यक्तिगत एवं जनसमुदाय में होने वाले खतरों की जानकारी लेने का प्रयत्न किया जाता है।

5. रोग संलक्षणों का पता लगाने (Identification of syndrome) में सहायता मिलती है तथा किसी प्रकार की गलत या भ्रामिक जानकारी को समाप्त किया जा सकता है।

6. रोग की प्राकृतिक इतवृत्ति को पूरा करना– एपिडेमिओलॉजी द्वारा रोगों का कारण–परिणाम–संबंध (Cause-effect relationship) स्थापित किया जा सकता है एवं रोगों का समुदाय में अध्ययन किया जा सकता है, ताकि उन्हें उनके प्राकृतिक अवस्था (Natural condition) में पाया जा सके।

7. कारण एवं जोखिम कारकों (Cause and risk factor) को ढूंढने में सहायता करता है। जैसे धूम्रपान करने से Lung Cancer होता है, Rubella बच्चों में जन्म से उपस्थित विकार पैदा करता है।

प्रश्न **रिकॉर्ड एवं रिपोर्ट का महत्व (Importance of record and report)**

उत्तर रिकॉर्ड एवं रिपोर्ट का महत्व (Importance of record and report)

- यह लिखित रूप में होते है, इसलिए विश्वसनीय (Reliability) होते हैं।
- यह रोगी की चिकित्सा (Treatment) का पथ (Course) निर्धारण करने में सहायता करते हैं।
- रिकॉर्ड एवं रिपोर्ट के द्वारा एक काम के दोहराव (Repetition) से बचा जा सकता है।
- यह एक स्टाफ की देखभाल से दूसरी स्टाफ के देखभाल में रोगी को सौंपते समय उपचार की निरंतरता (Continuity) बनाएँ रखने में सहायता प्रदान करते है।
- इनकी सहायता से स्वास्थ्य संबंधित आँकडे (Statistical data) भी एकत्रित किए जा सकते हैं।
- यह किसी कार्य के आँकलन (Assessment) एवं मूल्यांकन (Evaluation) में उपयोगी होते हैं।
- स्वास्थ्य केन्द्र एवं समुदाय में आवश्यक संसाधनों (Required resources) का निर्धारण करने में सहायक होते हैं।
- यह नर्सिंग देखभाल के मापदंड (Standard of nursing care) एवं गुणवत्ता (Quality) को बनाए रखने के लिए महत्वपूर्ण होते है।

- प्रशिक्षण एवं अनुसंधान संबंधी कार्यो में भी इनका प्रयोग किया जा सकता है।
- यह कानूनी रूप से महत्वपूर्ण होते है।

प्रश्न रिकॉर्ड एवं रिकॉर्ड की देखभाल के सिद्धांत लिखिए। **(Write the principle of maintaining record and report)**

OR

रिकॉर्डिंग एवं रिपोर्टिंग में नर्सिंग उत्तरदायित्व लिखिए। **(Write the role of nurse in recording and reporting)**

उत्तर रिकॉर्डिंग एवं रिपोर्टिंग के सिद्धांत (Principal of recording and reporting)

रिपोर्ट या रिकॉर्ड लिखने के सिद्धांत **(Principle of writing record and report)**

- इन्हें वर्णानुक्रमानुसार (Alphabetically), भौगोलिक (Geographically) एवं संख्यानुसार (Numerically) फाइल करना चाहिए।
- यह स्पष्ट (Clean), उपयुक्त (Accurate) एवं पठनीय (Legible) होने चाहिए।
- इसे संक्षिप्त (Brief) एवं स्पष्ट शब्दों में लिखना चाहिए।
- वह वास्तविकता (Reality) एवं तथ्यों (Facts) पर आधारित होने चाहिए।
- प्रत्येक रिकॉर्ड या रिपोर्ट पर दिनाँक (Date), समय (Time) एवं लिखने वाले व्यक्ति के हस्ताक्षर (Signature) अवश्य होने चाहिए।
- यदि किसी रिकॉर्ड या रिपोर्ट का फार्मेट (Format) है तो उसे उसी के आधार पर लिखना चाहिए।
- इसे सरल (Easy) एवं समझने (Comprehension) योग्य भाषा में लिखना चाहिए।
- महत्वपूर्ण सूचना एवं तथ्यों को रेखांकित (Underline) एवं विशिष्ट प्रकार से दर्शाना (Highlight) चाहिए।

संग्रहण एवं देखभाल **(Storage and maintenance)**

- इन्हें वर्णानुक्रमानुसार (Alphabetically), भौगोलिक (Geographically) या संख्यानुसार (Numerically) संग्रहित करना चाहिए।
- इन्हें सुरक्षित (Safe) जगह पर सावधानीपूर्वक (Carefully) रखना चाहिए।
- इनकी चूहों, दीमक, कीड़ों, बारिस, धूल आदि से सुरक्षा प्रदान करनी चाहिए।
- इन्हें इस प्रकार संग्रहित करना चाहिए कि जरूरत पड़ने पर यह आसानी से उपलब्ध हो सकें।
- इन्हें फाइल करने के लिए अच्छी तकनीक का विकास करना चाहिए।

प्रश्न नर्सिंग बैग (Nursing bag) एवं बैग तकनीक (Bag technique) के बारे में लिखें। **(Write about Nursing bag and Bag technique)**

उत्तर नर्सिंग बैग–

समुदाय में स्वास्थ्य सेवा प्रदान करने के लिए नर्स एक विशेष प्रकार का बैग (कपड़े, चमड़े या प्लास्टिक का) रखती है, जिसमें प्राथमिक चिकित्सा एवं उपचार (Primary treatment and First aid) की आवश्यक वस्तुएँ उपस्थित होती हैं, इसे नर्सिंग बैग कहते है।

नर्सिंग बैग की विशेषताएँ (Characteristic of nursing bag)

* यह कपड़े, चमड़े या प्लास्टिक से बना होना चाहिए।
* इसमें बाहरी जेबें लगी होनी चाहिए।
* यह इस प्रकार का बना होना चाहिए कि इसकी आसानी से धुलाई की जा सकें।
* इसे असानी से खोलने और बंद करने की सुविधा होनी चाहिए।
* इसे कंधे पर लटकाने के लिए पट्टी होनी चाहिए।

बैग तकनीक (Bag technique/Principles of using bag)

* बैग के रखने के लिए साफ (Clean), सुरक्षित (Safe) एवं थोड़ी ऊँची (High) जगह का चुनाव करें।
* बैग को जगह पर सुरक्षित रखने से पहले एक साफ अखबार (Newspaper) को बिछाएँ ताकि बैग गंदा न हो।
* बैग खोलने से पहले अच्छी तरह से हाथ धोएँ।
* बैग को खोलकर एक ही बार में (यदि संभव हो तो) आवश्यक सामान बाहर निकाल लें एवं फिर बैग को बंद कर दें।
* प्रक्रिया (Procedure) होने के बाद
  - उपयोग की गई वस्तुओं में मलिन वस्तुओं (Waste/soiled) को अलग रख उनका निस्तारण (Disposal) करें।
  - उपकरणों (Instruments) को विसंक्रमण (Disinfection) के लिए स्वास्थ्य केन्द्र ले जाने के लिए अलग बैग में रखें।
  - प्रदूषण रहित, जला सकने वाले कूड़े को जला दें।
* प्रक्रिया समाप्त होने के बाद हाथ साफ करे और साफ सामान को बैग में रख कर अच्छी तरह से बैग बंद कर दें।
* बाहरी जेबो से निकाले गए सामान को वापस रखें।
* बैग के प्रयोग में निम्नलिखित सावधानियां हैं–
  - समुदाय में जाने से पहले बैग के सामान का निरीक्षण करें।
  - बैग को हमेशा साफ एवं धूल मुक्त रखें।
  - बैग के अंदर विसंक्रमित वस्तुएँ (Disinfection/sterile things) रखें तथा बाहरी जेबों में साफ चीजें (जैसे कलम, कागज व रूमाल आदि)
  - इसे बच्चों एवं संक्रमित रोगी से दूर रखें।
* प्रक्रिया पूर्ण होने पर प्रक्रिया को रिकॉर्ड करें।

प्रश्न वायु प्रदूषण के रोकथाम के उपाय बताएँ। (Method of prevention of air pollution)

उत्तर वायु प्रदूषण की रोकथाम निम्नलिखित प्रकार से की जा सकती है–

वायु प्रदूषण के स्त्रोतों का रोकथाम एवं नियंत्रण (Prevention or control of source causing air pollution)

- धुँआ रहित चूल्हे एवं ईंधन का प्रयोग करना।
- निजी वाहनों से ज्यादा सार्वजनिक वाहनों (Public transport) का प्रयोग करना।
- पेट्रोल, डीजल के स्थान पर C.N.G., L.P.G. एवं विद्युत (Electricity) उर्जा से चलने वाले वाहनों एवं उपकरणों का प्रयोग करना।
- वाहनों का दुरूपयोग रोकना, उनका समय से अधिक प्रयोग नियंत्रित करना तथा प्रदूषण नियंत्रण इकाई (Pollution control unit) द्वारा समय–समय पर उनकी जाँच करना।

पर्यावरण को सुधारने के तरीके अपनाना (Accepting methods of environmental improvement)

- जंगलों की अधिक कटाई पर रोकथाम करना एवं अधिक–से–अधिक वृक्षारोपण करना।
- आवासीय स्थान एवं औद्योगिक स्थानों को निर्धारित दूरी पर बसाना।
- घरेलू एवं अन्य कचरे का उपयुक्त विधि (Appropriate method) द्वारा निस्तारण (Disposal) करना।
- ऊर्जा की बचत के उपाय अपनाना जैसे कार पूल (Car pool)।

कानूनी नियंत्रण करना (Legal control)

- केन्द्र एवं राज्य में प्रदूषण कंट्रोल बोर्ड की स्थापना एवं गठन करना।
- प्रत्येक औद्योगिक ईकाई द्वारा प्रदूषण नियंत्रण प्रमाण–पत्र (Pollution control certificate) प्राप्त करने को अनिवार्य बनाना।
- पर्यावरण संरक्षण के लिए निजी एवं अन्य संस्थानों को बाध्य करना।

जनशिक्षा (Mass education)

- जनता को वायु प्रदूषण एवं उसके दुष्प्रभाव के बारे में शिक्षा प्रदान करना।
- सभी सरकारी एवं गैर सरकारी विभागों को प्रदूषण नियंत्रण के लिए उत्तरदायी बनाना।

प्रश्न जल के उपयोग के बारे में लिखें। (Source of water and its uses)

उत्तर जल का उपयोग (Usage of water)–

घरेलू उपयोग (Domestic Usage)

- घर की सफाई, नहाना, कपडा साफ करना

- खाना पकाना
- अन्य घरेलू कार्य

व्यक्तिगत उपयोग (Personal usage)

- मानव शरीर में 70 प्रतिशत पानी होता है इसलिए व्यक्ति को प्रतिदिन 2 से 3 लीटर पानी पीना चाहिए।

सार्वजनिक उपयोग (Public usage)

- सड़को की सफाई
- पर्यावरण की साफ–सफाई
- अग्निशमन (Fire fighting)
- सार्वजनिक जल आपूर्ति (Public water supply)

व्यावसायिक उपयोग (Occupational usage)

- विभिन्न उद्योगों में जल का विभिन्न रूप से उपयोग किया जाता है। जैसे अस्पताल, उद्योग, होटल आदि।

कृषि में उपयोग (Usage in agriculture)

- यह कृषि उद्योग में सिंचाई के लिए अत्यंत महत्वपूर्ण है।

सांस्कृतिक उपयोग (Cultural usage)

- भारत जैसे देश में जल का धार्मिक एवं सांस्कृतिक आस्थाओं के लिए बहुत महत्व है।

प्रश्न जल प्रदूषण के कारक लिखों। जल के शुद्धिकरण की विधि लिखो। (Write about factors causing water pollution. Write down the method of water purification)

उत्तर जल प्रदूषण के कारक (Factor causing water pollution)

सीवेज (Sewage)

यह जल से मिलकर उसमें उपस्थित जैविक पदार्थ (Organic substance) एवं ऑक्सीजन को कम कर देता है जिससे मछलियों की संख्या में कमी आती है तथा जल में प्रदूषण एवं संक्रमण बढ़ जाता है।

औद्योगिक कारक (Industrial factor)

औद्योगिक कारखानों जैसे इस्पात, रंगाई, उर्वरक कारखानों के कचरे का जाकर जल में मिलना। यह जल को संदूषित (Contaminate) कर देता है, जिससे जल की गुणवत्ता (Quality), पेयता (Consumption usage) समाप्त हो जाती है। यह जल विषाक्त (Toxic) एवं जानवर व वनस्पति के लिए खतरनाक हो जाता है।

कृषि द्वारा उत्पन्न प्रदूषण (Agriculture born pollution)

कृषि में प्रयोग किए जाने वाले उर्वरक (Fertilizer) न सिर्फ जमीन की प्राकृतिक शक्ति को नष्ट करते हैं बल्कि यह बहकर जल में धुल जाते हैं और जल को

संदूषित करते है। इसी प्रकार कृषि संबंधित अन्य कृषि उत्पादों के अपशिष्ट पदार्थों को जल में बहा देने से जल अशुद्ध हो जाता है।

भौतिक प्रदूषण (Physical pollution)

तेजाबी बरसात (Acid rain), रेडियोएक्टिव (Radioactive) पदार्थों का प्रयोग। रेडियोएक्टिव कचरे का समुद्र में फेंकना भी जल को प्रदूषित करता है।

सांस्कृतिक और धार्मिक कारक (Cultural and religious factor)

भारत में सभी धर्म कांड एवं क्रियाएँ जल द्वारा या जल में की जाती है। जैसे शव को जल में बहाना, मृत पशुओं को जल में बहाना, पूजा–पाठ की सामग्री जल में बहाना आदि। यह सब चीजें जल प्रदूषण को प्रभावित करती है।

प्रश्न जल शुद्धीकरण की विधियाँ लिखिए। (Write down method of water purification)

उत्तर जल शुद्धीकरण की विधियाँ–

प्राकृतिक शुद्धीकरण (Natural purification)

- जल का वाष्पीकरण (Water vaporization)
- ऑक्सीकरण (Oxygenation) या सूर्य की किरणों का प्रभाव (Effect of sun light)
- जमीनी सतह द्वारा फिल्टर (निष्पंदक) का कार्य (Surface filtration)
- जैविक शुद्धीकरण (Biological purification)

लघु स्तर शुद्धीकरण (Purification at small scale)

- उबालना (Boiling)
- घरेलू फिल्टर (Domestic filter)
- रासायनिक प्रक्रियाएँ (Chemical method) जैसे ब्लीचिंग पाउडर (Bleaching powder), फिटकरी आदि का प्रयोग।
- कुओं के पानी का विसंक्रमण (Disinfection of well), जो क्लोरीनेशन (Chlorination) द्वारा किया जाता है।

बड़े स्तर पर शुद्धीकरण (Purification at large scale)

- संग्रहण (Storage)
- फिल्ट्रेशन (Filtration)
- क्लोरीनेशन (Chlorination)

प्रश्न मानसिक रूप से स्वस्थ्य व्यक्ति के लक्षण लिखें। (Write down the characteristics of mentally healthy person)

उत्तर मानसिक रूप से स्वस्थ्य व्यक्ति के लक्षण (Characteristics of mentally healthy person)–

- मानसिक रूप से स्वस्थ्य व्यक्ति अपने व्यक्तिगत गुणों से अवगत होता है, उचित ढंग से एवं महत्वपूर्ण अनुभव करता है।

- उसमें आत्म सम्मान सम्पन्न होता है एवं वह समूह में स्वयं को सुरक्षित अनुभव करता है।
- उसे अपने उद्देश्यों, इच्छाओं, कमजोरियों तथा विशेषताओं के विषय में अन्तःज्ञान (Insight) होता है।
- वह अपने व्यवहार का वास्तविक मूल्यांकन कर सकता है और अपनी कमजोरियों को स्वीकार कर सकता हैं।
- उसमें व्यक्तिगत सुरक्षा की भावना होती है।
- वह अपनी समस्याएँ अपने–आप, अपने प्रयत्नों से सुलझाता है। वह स्वयं को दैनिक जीवन में आत्म विश्वास से भरपूर महसूस करता है।
- इस प्रकार के व्यक्ति को अपने वातावरण का ज्ञान होता है और वह यह भी जानता है कि उसे किन लोगों से सम्बंध रखना पड़ेगा।
- वह वास्तविकता का तर्कसंगत (Rationale) एवं उचित ढंग से सामना करता है।
- मानसिक रूप से स्वस्थ्य व्यक्ति का अपना ही जीवन–दर्शन होता है जो उसके दैनिक जीवन के कार्यो को अर्थ और उद्देश्य प्रदान करता है। वह अपनी जिम्मेदारियों और कर्तव्यों से भागता नहीं है।
- मानसिक रूप से स्वस्थ व्यक्ति कल्पनाओं के सहारे नहीं, बल्कि वास्तविकता में जीता है।
- उसमें अपने दैनिक जीवन की निराशाओं और असफलताओं को सहन करने का गुण होता है।
- वह अपने व्यवहार में भावनात्मक परिपक्वता दिखाता है। वह डर, क्रोध, प्यार, ईर्ष्या जैसी भावनाओं को नियंत्रित कर सकता है और उन्हें सामाजिक रूप से अच्छे ढंग से प्रकट कर सकता हैं।
- वह अपने शारीरिक स्वास्थ्य की समस्यओं के प्रति तर्कसंगत (Rationale) दृष्टिकोण रखता है।
- वह अपने खान–पान, आराम, शारीरिक क्रियाओं, व्यक्तिगत साफ–सफाई तथा रोगों से सुरक्षा आदि बातों का ध्यान कर अपने स्वास्थ्य को बनाए रखता है।
- वह अपने बारे में सोचने की योग्यता रखता है और निर्णय स्वंय लेने की क्षमता रखता है।
- उसकी विभिन्न रूचियाँ होती हैं और वह प्रायः अपने काम, विश्राम और मनोरंजन में अच्छी तरह संतुलन बनाए रखता है।

प्रश्न राष्ट्रीय पर्यावरण नीति 2006 के बारे में लिखें। (**Write about National Environment Policy 2006**)

उत्तर राष्ट्रीय पर्यावरण नीति 2006 (**National Environment Policy 2006**)
इस नीति की घोषणा सन् 2006 में पर्यावरण के संरक्षण को ध्यान में रखकर की गयी।

मुख्य उद्देश्य (Aim)

- मौजूदा जानकारी (Available information) एवं संचित अनुभवों (Related experience) के आधार पर पर्यावरण संरक्षण के कार्यक्षेत्र में वृद्धि करना, एवं मौजूदा कमियों को दूर करना।
- सभी विकासात्मक गतिविधियों (Developmental activaties) में पर्यावरण विषयों (Environmental subject) को भी सम्मिलित करना।

राष्ट्रीय पर्यावरण नीति 2006 की थीम (Theme)

पर्यावरण संसाधनों (Environmental resourses) का अत्यधिक दोहन (Exploitation), दुरूपयोग (Misuse) तथा नुकसान (Damage) पहुँचाने की अपेक्षा उनके संरक्षण द्वारा बेहतर आजीविका प्राप्त करना।

राष्ट्रीय पर्यावरण नीति के उद्देश्य (Objectives)

- **आवश्यक पर्यावरण संसाधनों का संरक्षण (Preservation of essential Environmental rescources)**

  उन सभी पर्यावरणीय संसाधनों का संरक्षण, जो जीवन रक्षक हैं एवं मानव की आर्थिक स्थिति एवं कल्याण के लिए आवश्यक है।

- **वर्तमान पीढ़ी में समता (Present generation balance)**

  समाज के सभी वर्गों के लोगों में पर्यावरणीय संसाधनों का समान वितरण एवं उनकी गुणवत्ता को सुनिश्चित करना।

- **सभी पीढ़ियों में समता (Balance in all generation)**

  वर्तमान एवं भावी पीढ़ियों की आवश्यकताओं तथा अपेक्षाओं की पूर्ति के लिए पर्यावरण के संसाधनों का उचित एवं निम्न प्रयोग सुनिश्चित करना।

- आर्थिक एवं सामाजिक विकास में पर्यावरणीय सरोकारों का एकीकरण। (Integration of environmental concern in economical and social development)

- पर्यावरण के संसाधनों के उपयोग में दक्षता लाना अर्थात् उनके उपयोग को कम एवं सही प्रकार से करना।

- पर्यावरण के संसाधनों के उपयोग एवं रखरखाव से संबंधित सिद्धांत लागू करना।

- पर्यावरण संरक्षण में जनता की सहभागिता को बढ़ावा देना।

प्रश्न दुग्ध पाश्चुरीकरण (Milk pasteurization)

उत्तर दुग्ध पाश्चुरीकरण (Milk pasteurization)

दुग्ध पाश्चुरीकरण प्रणाली की खोज लुईस पाश्चर (Louis Pasture) ने सन् 1864 में की, जिसके नाम पर उसका नामकरण किया गया है।

सिद्धांत (Principle)

इस प्रणाली में दूध को एक निश्चित तापमान एवं अवधि तक गर्म किया जाता है, ताकि उसमें उपस्थित जीवाणु (Bacteria) नष्ट हो जाएँ एवं दूध का रंग, रूप एवं स्वाद भी न बदले या कम बदले।

तकनीक (Technique)

यह दो विधियों द्वारा संपन्न किया जा सकता है–

1. पहली विधि– दूध को 72°C तापमान पर गरम करना और फिर शीघ्रता से 5°C तक तापमान पर नीचे ले आना।

2. दूसरी विधि– इसमें दूध को गरम कर 63–66°C तक के तापमान पर रखा जाता है और फिर शीघ्रता से 5°C के नीचे ठंड़ा कर दिया जाता है।

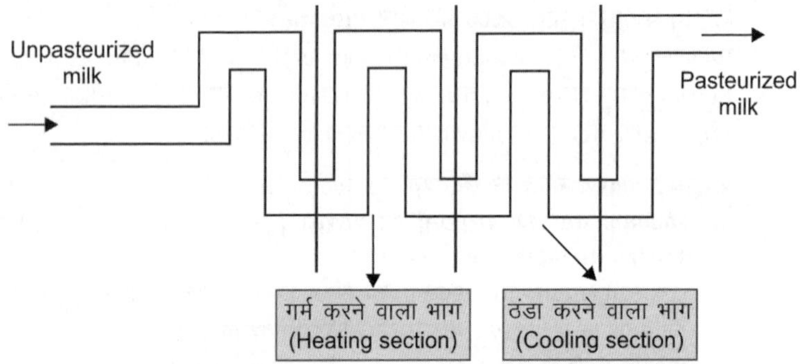

लाभ (Advantage)

- यह रोजगार एवं हानिकारक जीवाणुओं को समाप्त करता है।
- यह दूध के पोषक तत्त्वों को प्रभावित नहीं करता एवं उन्हें संरक्षित करता है।
- इसके द्वारा दूध को आसानी से संरक्षित (Preserve) किया जा सकता है।

प्रश्न मक्खी के जीवन चक्र के बारे में लिखें। (Write about the life cycle of house fly)

उत्तर मक्खी का जीवन चक्र (Life cycle of house fly)

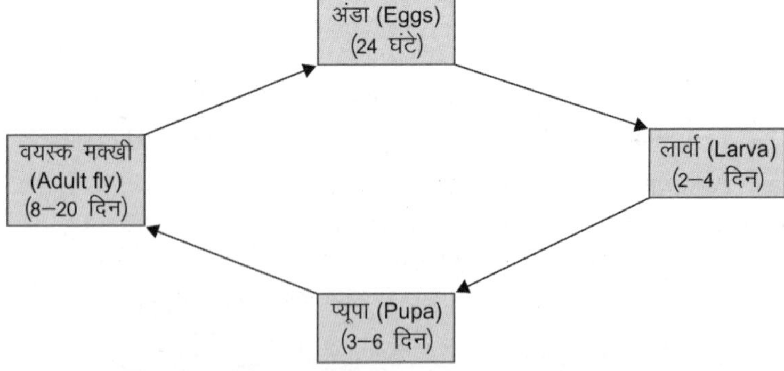

- **अंडा (Eggs):** मादा मक्खी (Female fly) कूड़े के ढ़ेर, मल आदि स्थान पर अपने अंडे देती है। यह एक बार में 120 से 150 अंडे देती है, जिनका

स्वरूप चावल के दानों से मिलता है। यह अंडे विकसित होने में 24 घंटे तक का समय लेते है।

- **लार्वा (Larva):** विकसित अंडे 24 घंटे के बाद लार्वा बनते है। यह लार्वा 2–9 दिन तक इसी अवस्था में रहते है। यह कूड़े में छिपे रहते हैं तथा वहाँ से पोषण प्राप्त करते हैं।
- **प्यूपा (Pupa):** लार्वा की अगली अवस्था प्यूपा होती है। प्यूपा भूरे एवं बेलनाकार आकृति का होता है। इसे मक्खी के जीवन काल की आरामदायक अवस्था भी कहते है। यह 3 से 6 दिन की अवधि होती है।
- **वयस्क मक्खी (Adult fly):** इस अवस्था तक पहुँचने में सामान्यतः 5 से 6 दिन लगते है। गर्मी में यह अवधि 8 से 20 दिन की होती है।

प्रश्न   सम्प्रेषण का महत्व (Importance of communication)

उत्तर सम्प्रेषण का महत्व (Importance of communication)

- यह विचारों एवं सूचना के आदान–प्रदान का माध्यम है।
- यह एक दल (Team) में आपसी सहयोग, एवं समन्वय उत्पन्न करता है तथा व्यक्तिगत संबंधों को बनाने में सहायता प्रदान करता है।
- यह स्वास्थ्य कर्मी एवं समुदाय के मध्य संपर्क एवं विचारों का प्रचार करने में सहायता करता है।
- यह विभिन्न गतिविधियों, क्रियाओं एवं विचारों का प्रचार करने में सहायता करता है।
- यह स्वास्थ्य संबंधी कार्यक्रमों में जनता की भागीदारी सुनिश्चित करता है।

LONG ANSWERS

प्रश्न गंदे नाले को परिभाषित करें। गंदे नाले के शुद्धिकरण के उद्देश्य को लिखें। गंदे नाले के शुद्धिकरण को विस्तार में समझाएँ तथा चित्र भी बनाइए।
(Define sewage. List down the aims of sewage purification. Explain sewage purification in details with diagram)

उत्तर गंदे नाले (Sewage) की परिभाषा–

आवासीय, औद्योगिक, व्यावसायिक एवं अन्य संस्थानों से निकलने वाले गंदे एवं व्यर्थ पानी को जिसमें गंदा, ठोस एवं मलयुक्त जल मिला होता है, उसे गंदे नाले या सीवेज (Sewage) कहते है।

गंदे नाले (सीवेज) के शुद्धिकरण के उद्देश्य–

* नगरीय नियोजन में सहभागिता।
* शहरी गंदे पानी को एकत्रित न होने देना एवं उसका उचित निकास एवं निष्कासन करना।
* मलमूत्र एवं अन्य जैविक पदार्थों से उत्पन्न बदबू एवं सड़न का निवारण करना।
* गंदे नाले के पानी से एफ्लूएन्ट (Effluent) बनाना, जो आराम से निस्तारित किया जा सके।
* इसके उपचार से उत्पन्न जैविक खाद एवं जल को सुरक्षित तौर पर कृषि कार्य में प्रयोग करना।
* जल स्त्रोत एवं प्रणाली को दूषित होने से रोकना।
* मलमूत्र द्वारा पैदा होने वाले संक्रमण से बचाव करना।
* भूमि एवं पर्यावरण प्रदूषण से सुरक्षा प्रदान करना।

गंदे नाले के पानी (सीवेज) का शुद्धिकरण कई प्रकार से किया जाता है जिसमें मुख्य हैं सीवेज ट्रीटमेंट प्लांट (Sewage treatment plant) विधि।

सीवेज ट्रीटमेंट प्लांट विधि (Sewage treatment plant method)

* यह विधि जैविक सिद्धांतो (Biological principle) पर आधारित है जिसमें सीवेज का शुद्धिकरण ऐरोबिक (Aerobic) एवं अनऐरोबिक (Anaerobic) जीवाणुओं द्वारा सम्पन्न होता है।
* इसमें सीवेज के उपचार के तीन स्तर होते है जो इस प्रकार है–

    1. **प्राथमिक उपचार (Primary treatment)**

        यह पहला स्तर है जहाँ पर सीवेज को जमा कर, उसकी स्क्रीनिंग (Screening) की जाती है एवं उसे छाँना जाता है। इसे तीन भागों में पूरा किया जाता है–

        a. **स्क्रीनिंग (Screening)**

            इस क्रिया में गंदे पानी को एक बड़ी चलती हुई छलनी में डाल दिया जाता है, जिससे कूड़ा, लकड़ी, मृतजीव आदि अलग हो

जाते हैं एवं छाना हुआ पानी अलग एकत्रित हो जाता है। छने हुए गंदे कूड़े को जला कर उसका निस्तारण किया जाता है।

b. **ग्रिट चैम्बर (Grit chamber)**

छना हुआ गंदा पानी स्क्रीनिंग के बाद इस चैम्बर में आता है, जो कि 20–30 मीटर लम्बा होता है। इसमें यह स्थिर एवं धीमी गति से प्रवाहित होता है जिससे इसमें उपस्थित कंकड एवं रेत जैसी भारी चीजें नीचे बैठ जाती है।

c. **प्राथमिक सेंडीमेंटेशन (Primary sedimentation)**

ग्रिट चैम्बर से निकलकर गंदा पानी प्राथमिक सेंडीमेंटेशन चैम्बर में पहुँचता है। यह बड़ा एवं आयताकार (Rectangular) टैंक होता है। यहाँ सीवेज को बहुत धीमी गति से बहाते है। 6 से 8 घंटों की स्थिरता के बीच 50 से 70 प्रतिशत जैव पदार्थ नीचे बैठ जाता है, जिसे स्लज (Sludge) कहते है।

- स्लज को पम्प द्वारा डाइजेस्टर (Digester) में पहुँचाते हैं।
- प्राथमिक सेडीमेंटेशन टैंक में ही, सूक्ष्म जीवाणु स्लज पर आक्रमण कर इन्हें घुलनशील (Soluble) बनाते हैं एवं अमोनिया (Ammonia) में तोड़ना शुरू कर देते हैं।
- इस प्रकिया में चिकनाई की कुछ मात्रा सतह पर आ जाती है इसे स्कम (Scum) कहते है। इसे समय–समय पर टैंक से निकाल दिया जाता है।

2. **द्वितीयक उपचार (Secondary treatment)**

प्राथमिक सेंडीमेंटेशन के बाद उपचारित स्त्राव (Treated sewage) को सीवेज शुद्धिकरण के दूसरे स्तर में ले जाते है। यहाँ स्त्राव में उपस्थित जैव पदार्थ (Organic-matter) एवं जीवाणु (micro-organism) का शुद्धिकरण ऐरोबिक ऑक्सीडेशन (Aerobic oxidation) के द्वारा किया जाता है। यह दो प्रकार से किया जाता है–

a. **ट्रिकलिंग फिल्टर विधि (Trickling filter method)**

- यह 1 से 2 मीटर गहरे, 2 मीटर से अधिक व्यास के तथा पिसे हुए पत्थरों की एक सतह होती है। इसकी लम्बाई एवं चौडाई, संग्रहित (Stored) सीवेज की मात्रा पर निर्भर करती है। इसमें इफ्लूएंट (Effluent) के छेद वाले खोखले पाइपों की सहायता से छिडका जाता है जो कि ऐराबिक जीवाणुओं (Aerobic bacteria) की क्रिया द्वारा शुद्ध होता रहता है।
- इन जीवाणु द्वारा बनाई जाने वाली लसदार परत जिसे, ज़ोगलियल परत (Zoogleal layer) कहते हैं, स्लज के शुद्धि-करण के लिए जिम्मेदार होती है।

- यहाँ से ऑक्सीकृत सीवेज को द्वितीय सेडीमेंटेशन टैंक (Secondary sedimentation tank) में भेज दिया जाता है, जिसे खाद मिट्टी टैंक कहते हैं। इसमें यह स्लज सूखता है।

  b. **एक्टिवेटेड स्लज प्रक्रिया (Activated sludge process)**

  इसमें एक एरिएशन चैम्बर (Aeration chamber) होता है, जहाँ से स्लज गुजरता है। इसमें प्राथमिक सेडीमेंटेशन के इफ्लूएंट (Effluent) को एक्टिवैटिड स्लज (Activated sludge) से मिला दिया जाता है। इसे ऐरिएशन चैम्बर में 6 से 8 घंटे तक एरिएशन के लिए रखा जाता है, जहाँ इसे कम्प्रैस्ड वायु (Compressed air) के द्वारा पूरा किया जाता है। इस प्रक्रिया के दौरान, ऐरोबिक जीवाणु (Aerobic bacteria) की सहायता से स्लज का जैविक पदार्थ कार्बनडाइआक्साइड (Carbon-dioxide), नाइट्रेट (Nitrate) एवं जल में ऑक्सीकृत हो जाता है।

3. **इफ्लूएंट का निष्कासन (Disposal of effluent)**

   अंतिम सेडीमेंटेशन टैंक से प्राप्त इफ्लूएंट (Effluent) का क्लोरीनेशन (Chlorination) करने के बाद सिंचाई के काम में उपयोग किया जाता है या फिर इसे किसी नदी, नालों में प्रवाहित कर दिया जाता है।

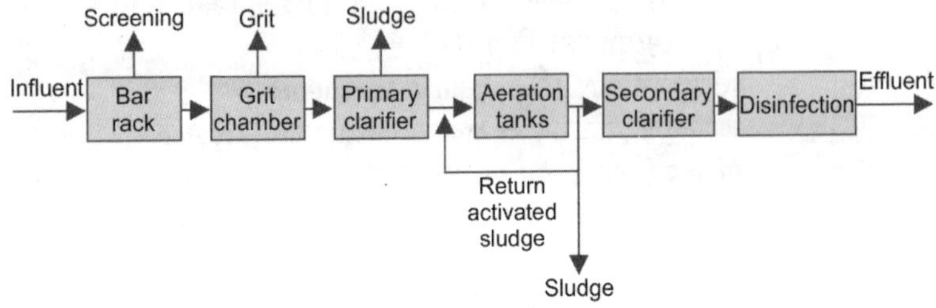

प्रश्न समूह के शिक्षण की विधियों का वर्णन करो। **(Describe the method of group teaching)**

उत्तर समूह के शिक्षण की विधियाँ इस प्रकार है–

- **लेक्चर विधि (Lecture Method)**

  यह समूह शिक्षण की सबसे लोकप्रिय विधि है जिसमें शिक्षक किसी विषय के बारे में स्पष्टीकरण (Clarification) एवं व्याख्या (Explanation) करता है। इससे एक बडे समूह को आसानी से शिक्षा दी जा सकती है।

  उदाहरण– पल्स पोलियो के बारे में बताना।

- **प्रदर्शन विधि (Demonstration method)**

  यह एक सक्रिय एवं क्रियात्मक (Active and functional) विधि है, जिसके द्वारा समूह को किसी विधि या विषय के बारे में प्रदर्शन कर सिखाया

जाता है। इससे लोग किसी प्रक्रिया एवं प्रणाली को अच्छे प्रकार से समझ सकते है। यह लेक्चर की विधि से अधिक प्रभावी (Effective) होती है।

उदाहरण– समूह को ORS बनाने की विधि का प्रदर्शन करना।

- **चर्चा विधि (Discussion method)**

इस विधि में शिक्षक एवं समूह दोनों ही सक्रिय रूप (Actively) से भाग लेते है। इस विधि में किसी एक विषय पर चर्चा होती है, जिसमें समूह के सभी सदस्य अपनी प्रतिक्रिया (Reaction) एवं राय (Idea) प्रकट कर सकते है। सभी को भाग लेने का बराबर मौका दिया जाता है।

उदाहरण– दस्त के स्थानीय कारण, समस्याएँ एवं उपचार की विधि एवं उपलब्धता आदि की चर्चा करना।

- **सेमिनार (Seminar)**

इसमें किसी एक विषय पर चर्चा की जाती है, जिसमें सूत्रधार (Chair person) होता है। वह उस विषय के बारें में सबको जानकारी देता है तथा सबको अपने विचार व्यक्त करने का मौका देता है। इसमें समूह को एक विषय के बारे में सम्पूर्ण जानकारी प्रदान की जाती है।

- **रोल–प्ले (Role play)**

इसमें लोग किसी एक विषय को नाटकीय रूप में समूह के सामने प्रस्तुत करते हैं। यह नाटक मुख्यतः अलिखित (Unscripted), बिना किसी प्रायः अभ्यास के प्राकृतिक रूप से प्रस्तुत किए जाते हैं, जिसके द्वारा समूह को कोई शिक्षा या सीख प्रदान की जाती है।

- **सहयोगात्मक विधि (Collaborating method)**

इस विधि में लोगों के सहयोग एवं सहभागिता (Participation) द्वारा जन–जन तक स्वास्थ्य शिक्षा (Health education) को पहुँचाने का प्रयास किया जाता है।

- **फील्ड ट्रिप (Field trip)**

इसमें शिक्षक, समूह को शिक्षित करने के लिए उन्हें उनके पर्यावरण से निकालकर बाहर सैर (Excursion) के लिए लेकर जाता है। इस विधि द्वारा समूह असलियत एवं पढ़ाई गई थ्योरी के बीच संबंध स्थापित कर सकता है। इस विधि द्वारा लोग अपनी सभी पाँच इन्द्रियों (All five sense) के प्रयोग से शिक्षण को प्रभावशाली ढंग से सीख सकते है।

- **वर्कशॉप (Work shop)**

इस विधि में समूह को कई विशेषज्ञों (Expert), जो उस विषय के बारे में जानते हैं, द्वारा शिक्षा प्रदान की जाती है। यह विशेषज्ञ लोगों को एक विषय के बारे में जानकारी देते हैं, उनकी समस्याएँ सुनते हैं।

प्रश्न स्कूल स्वास्थ्य सेवाओं के बारे में विस्तृत रूप से लिखें। (Write in detail about school health services)

उत्तर परिभाषा—

स्कूल स्वास्थ्य कार्यक्रम वह कार्यक्रम है जो स्कूली बच्चों के स्वास्थ्य एवं स्वास्थ्य संबंधी विकास के लिए महत्वपूर्ण योजना बनाता है तथा उन्हें सभी स्कूलों में लागू करता है, जिससे स्कूली बच्चों को प्राथमिक स्वास्थ्य सेवा, पोषण एवं टीकाकरण दिया जा सके तथा संक्रामक रोग एवं अस्वस्थ्य जीवनशैली और आदतों से बचाया जा सके। एक बालक के संपूर्ण विकास के लिए उसे हर स्तर पर अच्छी स्वास्थ्य सुविधाएँ मिल सकें इसके लिए स्कूल स्वास्थ्य सेवाओं की शरूआत की गई।

स्कूल स्वास्थ्य सेवा के मुख्य उद्देश्य (Aim) हैं—

- स्वास्थ्य निरीक्षण, स्वास्थ्य सेवा एवं पोषण कार्यक्रमों द्वारा स्कूली बच्चों का सम्पूर्ण विकास एवं उन्नति हो सके।
- संक्रामक रोगों की रोकथाम एवं कन्ट्रोल किया जा सके।
- स्कूल स्वास्थ्य सेवाओं एवं स्वास्थ्य जीवन को स्कूल में प्रोत्साहित करना, ताकि छात्र स्वास्थ्य के प्रति अनुकूल प्रवृत्ति अपना सके।

अन्य उद्देश्य हैं (Other aims are)

- बच्चे में स्वास्थ्य के प्रति स्वस्थ एवं सकारात्मक सोच का विकास करना।
- अच्छे स्वास्थ्य के प्रति बच्चों को स्वास्थ्य संबंधी ज्ञान एवं प्रवृत्ति अपनाने में सहायता करना।
- बच्चों को सामान्य स्वास्थ्य समस्याओं एवं उनकी रोकथाम के तरीकों से अवगत कराना।
- बच्चे को स्वास्थ्य प्रचार में एक चेन्ज ऐजेन्ट (Change agent) की तरह समझना तथा उन्हें स्वास्थ्य के प्रति प्रोत्साहित करना।
- शिक्षकों को स्वास्थ्य संबन्धी जानकारी से लैस (Equip) करना, जिससे वह बच्चे को एक प्रभावी वातावरण में स्वास्थ्य शिक्षा दें सके।
- स्कूल के वातावरण की साफ–सफाई को सुनिश्चित करना तथा पीने के पानी तथा कूड़ा फेंकने की विधि एवं स्थान आदि पर विशेष ध्यान देना।
- एक उचित सामाजिक एवं भावनात्मक व्यवहार को प्रोत्साहित करना।
- स्वास्थ्य समृद्धि के लिए स्कूल, घर एवं समुदाय के लोगों का सहयोग प्राप्त करना।

स्कूल स्वास्थ्य सेवा के महत्व (Importance of school health services)

स्कूल स्वास्थ्य सेवाएँ विभिन्न प्रकार से बच्चों के स्वास्थ्य की देखभाल करती हैं तथा भविष्य में स्वस्थ जीवन शैली अपनाने में सहायता करती हैं। मुख्य कारण जिसकी वजह से स्कूल स्वास्थ्य सेवाएँ महत्वपूर्ण हैं वह है—

- **बच्चों का प्राथमिक स्वास्थ्य परीक्षण**
  - स्कूल स्वास्थ्य सेवाओं के अंतर्गत बच्चों का प्राथमिक परीक्षण किया जाता है। इस परीक्षण के कारण यह पता लगाया जा सकता है कि कितने बच्चे कमजोर या कुपोषण का शिकार हैं, जिनकी वृद्धि नहीं हो रही है या जिनमें किन्हीं चिन्हों एवं लक्षणों को देखकर किसी रोग के होने की सम्भावना होती है।
  - ऐसे बच्चों का पूर्णरूप से परीक्षण कर, सही समय पर उनका उपचार कराया जा सकता है।

- **स्कूल की स्वच्छता पर नियन्त्रण**
  - इस कार्यक्रम के अंतर्गत स्कूल की स्वच्छता का निरीक्षण किया जाता है।
  - स्कूल में बच्चों को स्वच्छ पीने का पानी, स्वच्छ मूत्रालय एवं शौचालय आदि के प्रबंधन को सुनिश्चित किया जाता है, ताकि बच्चे किसी प्रकार के जल या शौच से उत्पन्न हुए संक्रमण का शिकार न हो। अतः यह बिमारियों की रोकथाम के लिए भी महत्त्वपूर्ण है।

- **राष्ट्रीय पोषण कायक्रम को बच्चों तक पहुचानें का माध्यम**

  मिड–डे–मील, Vitamin A प्रोग्राम आदि का संचालन स्कूली स्तर पर किया जाता है। अधिकतर बच्चे स्कूल अवश्य जाते हैं, इसलिए स्कूल स्वास्थ्य सेवाओं के अन्तर्गत स्कूली बच्चों में पोषण संबंधी समस्याओं को पहचाना जा सकता है तथा उनका निवारण किया जा सकता है।

- **चिकित्सा का प्रचार (Health Promotion)**

  स्कूली स्तर से यदि बच्चों को स्वास्थ्य के प्रति सचेत किया जाए, तो वह स्वास्थ्य को अपनाने तथा दूसरों तक पहुँचाने में सहायक होते हैं। इस कारण यदि स्कूल स्वास्थ्य सेवाओं को प्रोत्साहित किया जाता है तो अन्य स्वास्थ्य सम्बन्धी सेवाओं का प्रचार अपने आप बच्चों के बीच हो जाता है तथा वे स्वास्थ्य के प्रति जागरूक हो जाते हैं।

- बच्चे प्रत्येक राष्ट्र का भविष्य होते हैं, यदि उनके स्वास्थ्य का ध्यान नहीं रखेंगे तो राष्ट्र के स्वास्थ्य पर असर पड़ेगा। इसलिए एक स्वस्थ राष्ट्र के लिए स्वस्थ बच्चों का होना अनिवार्य है। स्कूल स्वास्थ्य सेवाएँ हमें इसे बनाए रखने में सहायक होती हैं।

- इस कार्यक्रम द्वारा युवा पीढ़ी को जीवन शैली अपनाने के लिए, शिक्षा एवं प्रोत्साहन दिया जाता है, जिससे वे भविष्य में स्वास्थ्य के प्रति सचेत रहें।

- बच्चे का स्वास्थ्य उन्हें एक अच्छा नागरिक बनाने के लिए सहायक होता है, ताकि वह अपना, अपने परिवार का, समाज का तथा राष्ट्र का वेलफेयर (Welfare) कर सके।

- स्कूल में आने वाले बच्चे विभिन्न सामाजिक, आर्थिक एवं सांस्कृतिक तबके से होते हैं। जो उनके स्वास्थ्य एवं पोषण पर असर डालता है। अतः स्कूल

स्वास्थ्य सेवाओं द्वारा उन सभी बच्चों को समान रूप से स्वास्थ्य, देखभाल एवं शिक्षा दी जा सकती है, ताकि वे अपने स्वास्थ्य का प्रबंधन कर सकें।

प्रश्न   स्कूल स्वास्थ्य कार्यक्रम में नर्स की भूमिका लिखिए। (Write role of nurse in school health programme.)

उत्तर   स्कूल स्वास्थ्य कार्यक्रम में नर्स की भूमिका इस प्रकार है–

- **प्राथमिक स्वास्थ्य परीक्षण एवं देखभाल (Preliminary health examination and care)**
  - नर्स चिकित्सा अधिकारी के स्कूल में आने से पहले बच्चों का प्राथमिक स्वास्थ्य परीक्षण करती है।
  - वह रोग ग्रस्त, कुपोषण का शिकार, कमजोर एवं विकास में कमी आदि जैसे लक्षण वाले बच्चों को अलग कर लेती है, ताकि अधिकारी पूर्ण रूप से उनका परीक्षण कर सके।
  - बच्चे में किसी रोग के पाये जाने पर वह उसकी चिकित्सा का परामर्श भी देती है।
  - वह बच्चों एवं शिक्षकों को प्राथमिक देखभाल के बारे में बताती है।

- **स्कूल की स्वच्छता (Sanitation of school)**
  - सामुदायिक स्वास्थ्य नर्स स्कूल की साफ-सफाई का निरीक्षण करती है।
  - वह बच्चे के लिए उपलब्ध पीने के पानी की स्वच्छता एवं प्रबंधन को देखती है।
  - स्कूल द्वारा छात्र-छात्राओं के लिए अलग-अलग एवं साफ-सुथरे मूत्रालय एवं शौचालय का प्रबंधन होना चाहिए, वह इसे सुनिश्चित करती है तथा प्रबंधन को सूचित करती है।

- **स्कूली बच्चों के पोषण की आवश्यकताएँ (Nutritional needs of school children)**
  - वह स्कूली बच्चों में उपस्थित कुपोषण या अल्पपोषण का अवलोकन एवं परीक्षण करती है।
  - वह स्कूल में पोषण कार्यक्रम का संचालन करती है जैसे मिड डे मील (Mid-day meal), Vit-A का वितरण (Vit A Distribution)।

- **टीकाकरण (Immunization)**
  - स्कूली बच्चों को क्षयरोग, [Tuberculosis (T.B.)], टेटनस (Tetanus) एवं टॉयफाइड (Typhoid) आदि रोगों के प्रति टीकाकरण किया जाता है।

- **प्राथमिक उपचार (First aid)**
  - वह स्कूली बच्चों को स्वयं भी प्राथमिक उपचार देती है।
  - वह स्कूल के शिक्षक, मॉनीटर, क्लर्क आदि को प्राथमिक उपचार का प्रशिक्षण देती है ताकि समय पर कोई इसे प्रभावी रूप से प्रयोग कर सके।

- **स्वास्थ्य शिक्षा (Health education)**
    - सामुदायिक स्वास्थ्य परिचायिका स्कूलों में जाकर बच्चों को साफ-सफाई से रहने, अच्छी आदतें अपनाने एवं स्वास्थ्य की देखभाल करने के बारे में सिखाती है।
    - वह उन्हें पौष्टिक भोजन, उपयुक्त व्यायाम करना, समय पर सोने आदि के बारे में भी शिक्षा प्रदान करती है।
- **स्कूल के स्वास्थ्य रिकॉर्ड को बनाना (Maintaining school health record)**

    स्कूल के प्रत्येक बच्चे का स्वास्थ्य रिकॉर्ड रखा जाना चाहिए। इन रिकॉर्ड में बच्चे से संबंधित व्यक्तिगत जानकारी जैसे (जन्म की तारीख, पता आदि) के साथ-साथ उसके स्वास्थ्य संबंधी तत्कालीन एवं पुरानी समस्याओं को रिकॉर्ड करना नर्स का कार्य है।

प्रश्न व्यक्तिगत हाईजीन से आप क्या समझते हैं। (What do you understand by personal hygiene)

उत्तर व्यक्तिगत हाईजीन या सफाई (Personal hygiene)

व्यक्तिगत सफाई का अर्थ अपने शरीर की संपूर्ण साफ-सफाई करना जिसमें नहाना, हाथ धोना, नाखून साफ करना, पैर साफ करना, मुँह एवं दांतो की सफाई आदि सम्मिलित है।

व्यक्तिगत स्वास्थ्य के स्तर में वृद्धि से समस्त समुदाय एवं देश के स्वास्थ्य स्तर में सुधार लाया जा सकता है।

व्यक्तिगत स्वास्थ्य के उद्देश्य (Objectives of personal hygiene)

- व्यक्तिगत स्वास्थ्य द्वारा व्यक्ति सर्वोत्तम स्वास्थ्य (Optimum Health) की प्राप्ति करता है।
- यह रोगी को न सिर्फ शारीरिक बल्कि मानसिक रूप से भी स्वस्थ रखता है।
- इससे विभिन्न प्रकार के रोगों से बचा जा सकता है।
- यह अस्वस्थता को कम करने तथा इसकी अवधि कम करने में सहायता करता है।
- यह स्वास्थ्य को पुर्नस्थापित (Restore) करने में सहायता करता है।
- इसके प्रयोग द्वारा स्वास्थ्य स्तर में वृद्धि की जा सकती है।

व्यक्तिगत स्वास्थ्य के लाभ (Advantage of personal hygiene)

- व्यक्ति के शरीर की स्वच्छता बनी रहती है तथा रोगों का संक्रमण दूर रहता है।
- व्यक्ति की रोगों से लड़ने की क्षमता (Immunity) बढ़ती है।
- स्वस्थ व्यक्ति का दैनिक कार्यों में उत्साहवर्धन होता है।
- उसका व्यक्तित्व आकर्षक एवं सुघड़ होता है।
- व्यक्ति शारीरिक एवं मानसिक तौर पर स्वस्थ एवं ताजा महसूस करता है।

- यह पर्यावरण स्वास्थ्य एवं संरक्षण में योगदान प्रदान करता है।
- व्यक्तिगत स्वास्थ्य स्तर में वृद्धि से राष्ट्रीय स्वास्थ्य स्तर में बढ़ोत्तरी होती है।

व्यक्तिगत स्वास्थ्य की देखभाल के लिए प्रक्रिया (Methods of maintaining personal hygiene)

- सबसे जरूरी शारीरिक स्वच्छता सुनिश्चित करना जैसे प्रतिदिन स्नान, ब्रुश करना, नाखून काटना या साफ करना, साफ कपड़े पहनना आदि।
- सम्पूर्ण आहार (Balanced diet), उचित नींद लेना एवं व्यायाम करना आदि को बढ़ावा देना।
- वजन का नियंत्रण करना। कम और अधिक वजन से बचना।
- बुरी आदतों एवं जीवनशैली में परिवर्तन करना।
- अच्छी एवं स्वास्थ्य आदतों का निर्माण करना एवं उनका पालन करना।
- समय–समय पर नियमित शारीरिक एवं चिकित्सकीय जाँच कराना।
- मानसिक स्थिरता के लिए समंजन (Adjustment) की तकनीक सिखाना।
- टीकाकरण द्वारा विभिन्न संक्रामक रोगों से बचाव।
- परिवार नियोजन का महत्व समझाना।
- अस्वस्थ होने पर उपयुक्त उपचार कराना तथा रोग के पुर्नउत्थान (Reverence) को रोकना।
- सामुदायिक स्वास्थ्य कार्यक्रमों, पर्यावरण संरक्षण इत्यादि में सहभागिता तथा अन्य व्यक्तियों के व्यक्तिगत स्वास्थ्य की उन्नति में सहायक बनना।

प्रश्न परिवार स्वास्थ्य देख–भाल के सिद्धांतो की व्याख्या कीजिए। (Explain the principle of family health care)

उत्तर परिवार स्वास्थ्य देख–भाल के सिद्धांत (Principle of family health care)- परिवार स्वास्थ्य देखभाल में कई पहलुओं (Aspects) को ध्यान में रखा जाता है तथा उसी के अनुरूप स्वास्थ्य सेवाएँ प्रदान की जाती हैं। यह पहलू हैं–

- समस्याग्रस्त परिवार की स्वास्थ्य संबंधित समस्याओं का पता करना तथा उसके उचित निवारण में उनकी सहायता करना।
- परिवार में जोखिम वर्ग (Risk group) का पता लगाना एवं प्रत्येक परिवार की विशिष्ट (Special) रोग के प्रति संवेदनशीलता (Susceptibility) का पता लगाना।
- गर्भवती स्त्री की गर्भावस्था से संबंधित समस्याओं का निवारण करना।
- प्रसवकालीन देखभाल प्रदान करना।
- बच्चों के लालन–पालन एवं देखभाल के बारे में परिवार एवं माता को शिक्षित करना।
- परिवार के समाजीकरण (Socialization) में परिवार की सहायता करना।
- टूटे परिवारों को मानसिक (Psychological) एवं सामाजिक सहयोग प्रदान करना।

- परिवार के बूढ़े सदस्यों को वृद्ध देखभाल (Geriatric care) प्रदान करना।
- परिवार में उपस्थित विकलाँग लोगों को सहायता प्रदान करना।
- रोगी एवं क्षतिग्रस्त लोगों की प्रत्यक्ष (Direct) एवं अप्रत्यक्ष (Indirect) देखभाल करना।

प्रश्न सामुदायिक स्वास्थ्य केन्द्र पर नर्स के उत्तरदायित्व के बारे में लिखें। (Write about responsibilities of nurse in community health centre)

उत्तर सामुदायिक स्वास्थ्य केन्द्र पर नर्स के उत्तरदायित्व इस प्रकार हैं–
(Responsibilities of nurse in community health centre)

प्रत्यक्ष देखभाल (Direct care)

सामुदायिक स्वास्थ्य केन्द्र में भर्ती रोगियों को सम्पूर्ण देखभाल देने का कार्य नर्स का होता है। वह उसकी सामान्य स्थिति सुधार (General well being) से लेकर उसकी दवाईयों, भोजन, रक्त की जाँच एवं अन्य जरूरी कार्य को करती है।

प्रसूति सेवाएँ (Obstetrical care)

सामुदायिक स्वास्थ्य केन्द्र में मातृ एवं शिशु देखभाल (MCH) के अन्तर्गत नर्स के कई कार्य या उत्तरदायित्व होते हैं–

- गर्भवती स्त्री को प्रसव (Delivery) के लिए तैयार करना।
- प्रसव क्रिया (Delivery Procedure) एवं प्रसव कक्ष (Delivery room) की तैयारी करना।
- सुरक्षित प्रसव (Safe delivery) क्रिया सम्पन्न कराना।
- सामान्य शिशु (Normal new born) के जन्म में सहायता करना।
- जन्मोपरान्त माँ एवं शिशु को आवश्यक देखभाल प्रदान करना।
- अस्पताल से छुट्टी होने तक उनका अवलोकन (Observation) करना।
- फौलो–अप (Follow up) के लिए आने के लिए प्रोत्साहित करना।

चिकित्सक की सहायता करना (Assisting the doctor)

सामुदायिक स्वास्थ्य केन्द्र में कई शल्य-चिकित्सकीय प्रक्रिया (Surgical procedure) की जाती हैं। नर्स का उत्तरदायित्व है कि वो इन प्रक्रियाओं में डॉक्टर की सहायता (Assist) करे।

- Surgery के लिए रोगी एवं Operation theatre तैयार करना।
- Surgery के दौरान Doctor को सहयोग (Assist) करना।
- Surgery के बाद रोगी की देखभाल करना।
- अन्य प्रक्रियाओं (Procedure) में Doctor को सहयोग करना।

परिवार नियोजन सेवाएँ (Family planning services)

- प्रसव के बाद स्त्री को परिवार नियोजन के बारे में शिक्षित करना।
- स्वास्थ्य केन्द्र में परिवार नियोजन संबंधित कार्यक्रम संचालित करना।
- परिवार नियोजन के बारे में स्वास्थ्य शिक्षा (Health education) देना।

राष्ट्रीय स्वास्थ्य कार्यक्रमों में सहभागिता (Participation in national health program)

सामुदायिक स्वास्थ्य केन्द्रो पर कई स्वास्थ्य संबंधित कार्यक्रम संचालित किए जाते है। यह स्वास्थ्य केन्द्र स्वयं प्राथमिक स्वास्थ्य केन्द्रों की सहायता से इन कार्यो को संचालित करता है। यह नर्स की जिम्मेदारी है कि वो इन कार्यक्रमों का नियोजन करें तथा इसका सरल रूप से संचालन करे।

रेफरल सेवाएँ (Referral services)

सामुदायिक स्वास्थ्य केन्द्र अपने से निचले स्तर के अस्पतालों से रेफरल रोगी लेता है, एवं उनका उपचार करता है। यदि वहाँ भी उपचार उपलब्ध न हो तो वहाँ से रोगी को उच्च स्वास्थ्य केन्द्र रेफर कर दिया जाता है। रोगी की अगवानी (Receive) करना, उसे देखभाल एवं उपचार देना तथा आगे रेफरल करना, ये नर्स महत्वपूर्ण भूमिका निभाती है।

प्रशासनिक उत्तरदायित्व (Administration responsibilities)

- वह सामुदायिक स्वास्थ्य केन्द्र में कार्यरत कर्मचारियों को आदेश देती है।
- वह उनका शिक्षण एवं प्रशिक्षण कार्यक्रम बनाती है तथा कार्य वितरण करती है।
- वह उनके कार्यों की समीक्षा करती है।

प्रश्न लघु स्तर पर पानी के शुद्धिकरण की विधियाँ लिखिए। (Write about method of water purification at small scale)

उत्तर लघु स्तर पर पानी के शुद्धिकरण की विधि–

(Method of water purification at small scale)

1. **उबालना (Boiling)**
   - घर में जल के शुद्धीकरण का यह सबसे सरल उपाय है। पानी को 5 से 10 मिनट तक अच्छे से उबालना चाहिए तथा बर्तन में ढ़ंक कर रखना चाहिए।
   - उबालने से न सिर्फ पानी के रोगजनक जीवाणु (Pathogenic bacteria) समाप्त हो जाते हैं, यह पानी की कठोरता (Hardness) को भी समाप्त कर देता है।

2. **घरेलू फिल्टर (Domestic filter)**

   घरेलू फिल्टर, घर में उपस्थित साफ कपड़े से लेकर बाजार से खरीदे व्यावसायिक फिल्टर तक किसी के भी प्रयोग को कहते है।

   a. **कपड़े का फिल्टर (Filter using cloth)**
      - जल को शुद्ध करने का सबसे सरल उपाय है उसे महीन कपड़े या प्लास्टिक की छलनी से छान कर प्रयोग करना।
      - इस प्रक्रिया द्वारा जल की भौतिक अशुद्धियाँ (Physical impurities) ही दूर होती हैं। यह जैविक अशुद्धियों (Biological impurities) जैसे जीवाणु आदि को समाप्त करने में असमर्थ विधि है।

b. **सिरेमिक्स फिल्टर (Ceramic filter)**

   • इस प्रकार के फिल्टर में सिरेमिक (Ceramic) की एक परत होती है, जिसमें असंख्य महीन छिद्र होते है। इस परत द्वारा पानी छन कर संग्रहण कक्ष (Storage chamber) में चला जाता है।

   • यह भौतिक एवं जैविक अशुद्धियों को समाप्त करने में सहायता करता है।

   • यह विषाणु संक्रमण (Viral infection) के कारकों को रोकने में असक्षम होता है।

c. **अल्ट्रावायलेट फिल्टर (Ultraviolet filter)**

   अल्ट्रावायलेट फिल्टर से गुजरते समय जल को चार प्रक्रियाओं से गुजरना पड़ता है। यह प्रक्रियाएँ हैं–

   • **प्री-फिल्टर (Pre filter):** इसमें भौतिक अशुद्धियों जैसे कण, मिट्टी, गंदगी आदि को दूर किया जाता है।

   • **एक्टिवेटेड कार्बन (Activated carbon):** यह जल में प्रस्तुत रंग, गंध एवं जैविक अशुद्धियों को दूर करने में सहायता प्रदान करता है।

   • **अल्ट्रावायलेट चेम्बर (Ultraviolet chamber):** इस प्रक्रिया में जल में उपस्थित रोगजनक जीवाणु एवं विषाणु (Pathogenic bacteria and virus) को समाप्त कर दिया जाता है।

   • **इलेक्ट्रॉनिक मानीटरिंग प्रणाली (Electronic monitoring technique):** यह शुद्धिकरण की पूरी प्रक्रिया को मॉनीटर करता है।

3. **रासायनिक प्रक्रियाएँ (Chemical method)**

   विभिन्न रासायनिक पदार्थों के प्रयोग से घर पर सुरक्षित तरीके से पानी को शुद्ध किया जा सकता है। यह पदार्थ इस प्रकार है–

   • **फिटकरी (Alum):** यह सबसे पुराना एवं सबसे अधिक प्रयोग किया जाने वाला रासायनिक पदार्थ है। इसे थोड़ी सी मात्रा में प्रयोग कर पानी का शुद्धिकरण किया जा सकता है।

   • **ब्लीचिंग पाउडर (Bleaching powder):** ब्लीचिंग पाउडर के प्रयोग से पहले पानी की भौतिक अशुद्धियों को दूर करें। फिर 1000 लीटर पानी में 2–5 ग्राम ब्लीचिंग पाउडर के अनुपात का प्रयोग कर पानी को आवश्यकतानुसार शुद्ध करें।

   • **क्लोरीनेशन (Chlorination):** क्लोरीनेशन बड़े एवं छोटे दोनो स्तरों पर किया जाता है। घरेलू स्तर पर क्लोरीनेशन करने के लिए बाजार में क्लोरीन (Chlorine) की गोली एवं ड्राप (Drop) मिलती है। 0.5 ग्राम की एक गोली 20 लीटर पानी को विसंक्रमित (Disinfect) कर सकती है तथा चार बूँद क्लोरीन की 10 लीटर पानी को।

- **आयोडीन (Iodine):** यह घरेलू रूप से जल शुद्धीकरण में बहुत कम प्रयोग किया जाता है। इमरजेन्सी में आयोडीन का प्रयोग शुद्धीकरण के लिए किया जा सकता है। इथानोल (Ethanol) 2% की 2 बूंद एक लीटर पानी को शुद्ध एवं विसंक्रमित कर सकता है।

प्रश्न बड़े स्तर पर पानी के शुद्धिकरण का विवरण दें। (Give details about purification of water at large scale)

उत्तर बड़े पैमाने पर पानी का शुद्धीकरण निम्नलिखित प्रकार से किया जाता है–

1. **संग्रहण (Storage)**

   जल को एक बड़े चेम्बर में इकट्ठा किया जाता है जो कि खुला हुआ होता है। इस जल में निम्नलिखित प्रक्रियाएँ होती हैं–

   - जल के अधिक समय तक स्थिर रहने के कारण इसमें प्रस्तुत भारी अशुद्धियाँ जैसे कण, धूल, मिट्टी आदि नीचे बैठ जाती है।
   - खुला होने के कारण सूर्य की किरणों द्वारा इसकी अनेक अशुद्धियों को दूर किया जाता है।
   - जल में प्रस्तुत एरोबिक जीवाणु, जल में उपस्थित जैविक अशुद्धियों (Biological impurities) का स्तर कम कर देते है।
   - यह प्रक्रिया मुख्य रूप से भौतिक शुद्धीकरण (Physical purification) करती है।

2. **फिल्ट्रेशन (Filtration)**

   - फिल्ट्रेशन करने की दो प्रक्रिया होती हैं स्लो सैन्ड फिल्टर (Slow sand filter) एवं रेपिड सैन्ड फिल्टर (Rapid sand filter)। दोनों ही प्रक्रियाओं में फिल्टर करने की विधि लगभग एक प्रकार की होती है।
   - फिल्टर मे पहले पतली बालू, फिर मोटी बालू उसके नीचे महीन कंकण की परत बिछाई जाती है।
   - पानी इन तीन परतों से छनकर सबसे नीचे बने छोटे-छोटे छेद युक्त पाइप में चला जाता है।
   - Slow sand filter प्रतिदिन 20–30 लाख गैलेन जल प्रति एकड़ को शुद्ध करता है।
   - Rapid sand filter प्रतिदिन 20 करोड़ गैलेन जल प्रति एकड़ को शुद्ध करता है।
   - फिल्ट्रेशन के बाद इस जल को क्लोरीनेशन (Chlorination) के लिए भेज दिया जाता है।

3. **क्लोरीनेशन (Chlorination)**

   - यह जल को रोगजनक जीवाणुओं (Pathogenic bacteria) से मुक्त कर पीने योग्य बनाता है।

- जब क्लोरीन को जल में मिलाया जाता है तो यह हाइड्रोक्लोराइड (Hydrochloride) एवं हाइपोक्लोरस अम्ल (Hypochlorus acid) बनाती है।
- यह दोनों रासायनिक प्रतिक्रिया (Chemical reaction) द्वारा जल के विसंक्रमण (Disinfection) में सहायक होते है।
- पानी का क्लोरीनेशन कर इसे आपूर्ति (Supply) के लिए पाइपों द्वारा भेजा जाता है।
- आपूर्ति मार्ग में यह दूषित न हो इसके लिए इसमें क्लोरीन की रेसीड्यूअल मात्रा (Chlorine residual content) 0.5 mg/Liter रखी जाती है।
- क्लोरीन की मात्रा निम्नलिखित विधि से निर्धारित की जाती है–

क्लोरीन की माँग = जल में मिलाई क्लोरीन + जल मे रेसीड्यूअल मात्रा
(Chlorine requirement) की मात्रा (Residual Chlorine
(Amount of Chlorine amount in water)
added to water)

प्रश्न मातृत्व एवं शिशु स्वास्थ्य की परिभाषा लिखिए। मातृत्व एवं शिशु स्वास्थ्य कार्यक्रम के उद्देश्यों को लिखें। मातृत्व एवं शिशु स्वास्थ्य कार्यक्रम के विकल्पों को लिखें।
(Define MCH. Write the aims and objectives of MCH Programmes)

उत्तर मातृत्व एवं शिशु स्वास्थ्य (**Maternal and child health**) की परिभाषा–
'मातृत्व एवं शिशु स्वास्थ्य उसे कहते हैं जिसमें माताओं एवं बालकों के स्वास्थ्य तथा पोषण स्तर में विकास तथा एक स्वस्थ शिशु के जन्म को सुनिश्चित किया जाता है।'

मातृत्व एवं शिशु स्वास्थ्य कार्यक्रम के उद्देश्य (Aims)–

- माता एवं शिशु की मृत्यु दर (Mortality rate), एवं रूग्णता दर (Morbidity rate) में कमी लाना।
- प्रजनन स्वास्थ्य का प्रचार करना। (Promotion of reproductive health)
- शिशु के परिवार में रहकर शारीरिक एवं मानसिक विकास को बढ़ावा देना।

मातृत्व एवं शिशु स्वास्थ्य (MCH) कार्यक्रम के मुख्य विकल्प हैं–

- मातृ मृत्यु दर (Maternal Mortality rate), शिशु मृत्यु दर (Infant Mortality rate) एवं रूग्णता (Morbidity) दर कम करना।
- शिशु का जन्मोपरांत जीवित रहना। (Child Survival)
- प्रजनन स्वास्थ्य (Reproductive health) की उन्नति व सुरक्षित मातृत्व (Safe motherhood)।
- बच्चों एवं माताओं में कुपोषण (Malnutrition) रोकना।
- बच्चों एवं माताओं में संक्रामक रोगों (Communicable Diseases) से सुरक्षा।

- माताओं एवं बालकों की स्वास्थ्य समस्याओं का प्रारम्भिक ऑकलन (Initial assessment) एवं शीघ्र उपचार (Immediate treatment)।
- शिशु एवं किशोरों की शारीरिक एवं मानसिक वृद्धि तथा विकास को सुनिश्चित करना।
- परिवार नियोजन सेवाएँ (Family Planning Services) तथा स्वास्थ्य शिक्षा (Health Education) के माध्यम से माताओं एवं शिशुओं के स्वास्थ्य स्तर में सुधार करना।

MULTIPLE CHOICE QUESTIONS

1. पीने के पानी में फ्लोराइड किस उपस्थिति से बचाता हैं–
   Presence of fluoride in drinking water prevents:
   a. अंधापन (Blindness)
   b. सूखा रोग (Rickets)
   c. दंत क्षय (Dental Caries)
   d. समस्त (All)
   उत्तर (c) दंत क्षय (Dental Caries)

2. ट्रेकोमा .... की बीमारी है:
   Trachoma is a disease of:
   a. कान (Ear)
   b. ट्रेकिया (Trachea)
   c. दांत (Teeth)
   d. आँख (Eyes)
   उत्तर (d) आँख (Eyes)

3. शुद्ध पानी .... से उपलब्ध होता है।
   Pure water is available.
   a. गहरे कुएँ से (Deep well)
   b. उथले कुएँ से (Shallow well)
   c. झरना (Spring)
   d. नदी (River)
   उत्तर (a) गहरे कुएँ से (Deep well)

4. रासायनिक कौयगुलांट पानी में .... दूर करने के लिए प्रयोग किया जाता है।
   Chemical coagulant is used in water to remove.
   a. जीवाणु (Bacteria)
   b. विषाणु (Virus)
   c. गंदापन (Turbidity)
   d. बालू (Sand)
   उत्तर (c) गंदापन (Turbidity)

5. बाहरी हवा में होता है–
   External air contains:
   a. Nitrogen 20.5%
   b. Oxygen 20.93%

   c. CO_2 2.3%

   d.   All of these

उत्तर (b) Oxygen 20.93%

6.   **फाइलेरिया इस मच्छर द्वारा फैलता है।**
Filaria is transmitted by this mosquito:

   a.   नॉफ्लीज (Anopheles)

   b.   क्यूलेक्स (Culex)

   c.   एडीज (Aedes)

   d.   उपरोक्त कोई नहीं (None of these)

उत्तर (b) क्यूलेक्स (Culex)

7.   **ये पदार्थ आहार में अधिक ऊर्जा प्रदान करते हैं–**
This nutrient gives high calories in diet:

   a.   कार्बोहाइड्रेट्स (Carbohydrates)

   b.   फेट्स (Fats)

   c.   प्रोटीन (Protein)

   d.   विटामिन्स (Vitamins)

उत्तर (b) फेट्स (Fats)

8.   .... **सूक्ष्म पोषक तत्व हैं:**
Micronutrients are:

   a.   कार्बोहाइड्रेट्स (Carbohydrates)

   b.   फेट्स (Fats)

   c.   प्रोटीन (Protein)

   d.   विटामिन्स (Vitamins)

उत्तर (d) विटामिन्स (Vitamins)

9.   **नोजोकोमियल संक्रमण का दूसरा नाम है–**
Other name of nosocomial infection is:

   a.   नाक और गले का संक्रमण (Nose and throat infection)

   b.   अतिसारीय रोग (Diarrhoeal disease)

   c.   एच आई वी (HIV)

   d.   अस्पताल में प्राप्त संक्रमण (Hospital acquired infection)

उत्तर (d) अस्पताल में प्राप्त संक्रमण (Hospital acquired infection)

10.   **रोग चक्र के इस चरण में संकेत और लक्षण स्पष्ट होते हैं–**
In this stage of disease cycle signs and symptoms are clear cut:

   a.   उष्मायन अवधि (Incubation period)

   b.   पूर्वरूप अवधि (Prodromal period)

c. वरमति (Fastigium)

d. स्वास्थ्य लाभ (Convalescence)

उत्तर (c) वरमति (Fastigium)

11. **आइसबर्ग की फलोटिंग टिप्स किस का प्रतिनिधित्व करता है–**
    The floating tip of the ice berg represents:
    a. क्लीनिक केस (Clinical cases)
    b. अपरेन्ट केस (Apparent cases)
    c. लेटेन्ट केस (Latent cases)
    d. अनडायगनोज्ड केस (Undiagnosed cases)

उत्तर (a) क्लीनिक केस (Clinical cases)

12. **प्रतिरक्षा अस्थि मज्जा व्युत्पन्न लिम्फोसाइट से आता है–**
    Immunity comes from the bone marrow derives lymphocytes is:
    a. हयूमोरल (Humoral)
    b. सेलूलर (Cellular)
    c. पैसिव (Passive)
    d. हर्ड (Herd)

उत्तर (a) हयूमोरल (Humoral)

13. **परिभाषित आबादी के अध्ययन की इकाई है–**
    The study of defined population is a unit of:
    a. इपेडीमायलोजी (Epidemiology)
    b. क्लीनिकल मेडिसिन (Clinical medicine)
    c. सोसियल मेडिसिन (Social medicine)
    d. एनथ्रोपोलोजी (Anthropology)

उत्तर (a) इपेडीमायलोजी (Epidemiology)

14. **पाँच वर्ष से कम क्लीनिकल के निशान के किस भाग में माँ की जरूरत महसूस किया जाता है–**
    The part in under five Clinic's symbol that represents mother's felt need is:
    a. बेस (Base)
    b. सेन्टर (Centre)
    c. साइड्स (Sides)
    d. अपेक्स (Apex)

उत्तर (b) सेन्टर (Centre)

15. **जनसंख्या रणनीति के लिए डब्लूएचओ द्वारा सिफारिश का दृष्टिकोण है:**
    Population strategy is the approach recommended by WHO for:
    a. प्राथमिक रोकथाम (Primary Prevention)

    b. माध्यमिक रोकथाम (Secondary Prevention)

    c. तृतीयक रोकथाम (Tertiary Prevention)

    d. मौलिक रोकथाम (Primordial Prevention)

उत्तर (d) मौलिक रोकथाम (Primordial Prevention)

16. स्वच्छ शौचालय पानी के स्त्रोतों से कितना दूर होना चाहिए–
Sanitary latrine must be located how much for from water sources:

    a. 50 मी0 (50 Meter)

    b. 50 फीट (50 Feet)

    c. 15 फीट (15 Feet)

    d. 15 किमी0 (15 Km)

उत्तर (b) 50 फीट (50 Feet)

17. स्वास्थ्य का मतलब है, रोग की अनुपस्थिति, अवधारणा है–
Health means absence of disease is the concept of:

    a. इकोलोजी (Ecology)

    b. होलिस्टिक (Holistic)

    c. बायोमेडिकल (Biomedical)

    d. साइकोसोसियल (Psychosocial)

उत्तर (b) होलिस्टिक (Holistic)

18. राष्ट्रीय स्वास्थ्य नीति भारत सरकार द्वारा किस वर्ष में विकसित किया गया था?
National Health Policy was evolved by the government of India in the year.

    a. 1980

    b. 1981

    c. 1982

    d. 1983

उत्तर (d) 1983

19. एक संक्रमण के एजेंट की होस्ट में वृद्धि है–
The ability of an infectious agent invade and multiply in a host is:

    a. पैथोजेनिसिटी (Pathogenicity)

    b. प्रिपैथोजेनिसिटी (Prepathogenicity)

    c. इनफेक्टिविटी (Infectivity)

    d. वीरूलेंस (Virulence)

उत्तर (a) पैथोजेनिसिटी (Pathogenicity)

20. वैक्सीन जिसे फ्रीजर हिस्से में संग्रहित किया जाना चाहिए–
Vaccine that must be stored in the freezer compartment is:
a. डीपीटी (DPT)
b. बीसीजी (BCG)
c. खसरा (Measles)
d. टायफाइड (Typhoid)
उत्तर (c) खसरा Measles

21. निम्नलिखित में से कौन से रोग विटामिन "डी" की कमी से होता है–
Which of the following is a deficiency disease of vitamin D?
a. रतौंधी (Night blindness)
b. स्कर्वी (Scurvy)
c. सूखा रोग (Rickets)
d. बेरी-बेरी (Beri-Beri)
उत्तर (c) सूखा रोग (Rickets)

22. निम्नलिखित में से किसकी रक्त में थक्का बनने के लिए आवश्यकता होती है–
Which of the following is necessary for coagulation of blood:
a. विटामिन के (Vitamin K)
b. विटामिन बी (Vitamin B)
c. विटामिन सी (Vitamin C)
d. विटामिन ए (Vitamin A)
उत्तर (a) विटामिन के (Vitamin K)

23. वह जनसंख्या जिसके स्वास्थ्य की देख–भाल एक सामुदायिक स्वास्थ्य केंन्द्र करता है–
One Community health centre looks of after a population of:
a. 3000–5000
b. 10000–20000
c. 50000–80000
d. 80000–120000
उत्तर (d) 80000–120000

24. वह मच्छर जो पानी के अप्राकृतिक संग्रहों में पैदा होता है–
The mosquito that breeds in artificial collection of water:
a. ऐनाफिलीज (Anopheles)
b. क्यूलैक्स (Culex)
c. एडीज (Aedes)
d. मैनसोनोइड्स (Mansonoides)
उत्तर (c) एडीज (Aedes)

25. पाँच से कम की क्लीनिक में दो साल के बच्चे का वजन तौला जाता है–
    In Under five clinic weight of 2 years old child is taken:
    a. प्रतिमाह (Every month)
    b. प्रति दो माह (Every 2 month)
    c. प्रति तीन माह (Every 3 month)
    d. इनमें से कोई नहीं (None of these)

उत्तर (b) प्रति दो माह (Every 2 month)

26. संधिपादों द्वारा रोग संचारण किया जाता है–
    Arthropods transmit disease by:
    a. सीधे संपर्क द्वारा (Direct contact)
    b. यान्त्रिकीय संपर्क द्वारा (Mechanical contact)
    c. जैविकीय संचारण द्वारा (Biological transmission)
    d. इन सभी के द्वारा (All of these)

उत्तर (d) इन सभी के द्वारा (All of these)

27. प्रकाश को नापा जाता है–
    Light is measured in:
    a. डेसीबल (Decibel)
    b. हट्ज (Hertz)
    c. कैलोरी (Calorie)
    d. फुट कैन्डिला (Foot candela)

उत्तर (d) फुट कैन्डिला (Foot candela)

28. एक हजार लीटर पानी के विसंक्रमण के लिए अच्छी किस्म का ब्लीचिंग पाउडर चाहिए–
    A Bleaching powder of good quality needed for disinfecting 1000 liters of water is:
    a. 2.5 ग्राम (2.5 gm)
    b. 3 ग्राम (3 gm)
    c. 3.5 ग्राम (3.5 gm)
    d. 1.5 ग्राम (1.5 gm)

उत्तर (a) 2.5 ग्राम (2.5 gm)

29. गलत तरीके से मल–मूत्र के निपटारा व्यवस्था से खतरा है–
    Hazards of improper excreta disposal are:
    a. भूमि प्रदूषण का (Soil pollution)
    b. जल प्रदूषण का (Water pollution)
    c. भोजन प्रदूषण का (Food pollution)
    d. इन सभी का (All of these)

उत्तर (d) इन सभी का (All of these)

30. महामारी जो देश–देश में या पूरे विश्व में फैलती है–
An epidemic which spreads from country to country or over the whole world is called:
    a. स्थानिकमारी (Endemic)
    b. विश्वमारी (Pandemic)
    c. छुटपुट रोग (Sporadic)
    d. इनमें से कोई नहीं (None of these)

उत्तर (b) विश्वमारी (Pandemic)

31. **Sanitary latrine should be located how much far from water sources:**
    a. 50 meter
    b. 50 feet
    c. 15 feet
    d. 15 km

Ans (b) 50 feet

32. **One of the important contaminant of air is:**
    a. Oxygen
    b. Nitrogen
    c. Argon
    d. Carbon dioxide

Ans (d) Carbon dioxide

33. **A person who harbours the disease agent without having any outward signs and symptoms of the disease is called:**
    a. Case
    b. Carrier
    c. Vector
    d. Patient

Ans (b) Carrier

34. **The suitable latrine for villages is:**
    a. Bore hole
    b. Dug well
    c. Water seal
    d. all of these

Ans (c) Water seal

35. **The constant presence of a disease within a geographic area is called:**
    a. Epidemic
    b. Endemic
    c. Sporadic
    d. Pandemic

Ans (b) Endemic

36.   The lowest amount of protein is found in:
   a.   Meat
   b.   Vegetables
   c.   Milk
   d.   Dry fruits
Ans   (d) Dry fruits

37.   Health care should be:
   a.   Relevant
   b.   Adequate
   c.   Effective
   d.   All of these
Ans   (d) All of these

38.   M.C.H. services are needed because mother and children are:
   a.   Vulnerable group
   b.   Make majority of population
   c.   Future investment
   d.   All of these
Ans   (d) All of these

39.   One primary health centre looks after how much population:
   a.   3000–5000
   b.   5000–10000
   c.   10000–20000
   d.   20000–30000
Ans   (d) 20000–30000

40.   Deficiency of vitamin C causes:
   a.   Night Blindness
   b.   Beriberi
   c.   Rickets
   d.   Scurvy
Ans   (d) Scurvy

**41.   प्राथमिक स्वास्थ्य देखभाल के सिद्धांत हैं–
   Principle of primary health care is:**
   a.   बराबर वितरण (Equitable distribution)
   b.   सामुदायिक हस्तक्षेप (Community participation)
   c.   उपयुक्त तकनीक (Appropriate technology)
   d.   उपरोक्त सभी (All the above)
उत्तर   (d) उपरोक्त सभी (All the above)

42. राष्ट्रीय मलेरिया उन्मुलन कार्यक्रम किस वर्ष शुरू हुआ।

National malaria eradication program was started in which year?

a. 1994

b. 1958

c. 1998

d. 1954

उत्तर (b) 1958

43. डेंगू .... द्वारा होता है–

The causative organism of dengue fever is:

a. एंट्रिक विषाणु (Enteric virus)

b. आर्बोविषाणु (Arbo virus)

c. वेरियोला विषाणु (Variola virus)

d. इन्फ्लुएंजा विषाणु (Influenza virus)

उत्तर (b) आर्बोविषाणु (Arbo virus)

44. स्कर्वी .... की कमी से होता है।

Scurvy results from deficiency of:

a. विटामिन सी (Vitamin C)

b. विटामिन बी (Vitamin B) .

c. विटामिन डी (Vitamin D)

d. विटामिन ए (Vitamin A)

उत्तर (a) विटामिन सी (Vitamin C)

45. पोलियो रोग .... द्वारा फैलता है।

Poliomyelitis is transmitted through:

a. पानी (Water)

b. वायु (Air)

c. रक्त (Blood)

d. वेक्टर (Vector)

उत्तर (a) पानी (Water)

46. टीकाकरण .... प्रतिरक्षा प्रदान करता है।

Vaccines produce .... immunity:

a. प्राकृतिक प्रतिरक्षा (Natural immunity)

b. सक्रिय प्रतिरक्षा (Active immunity)

c. निष्क्रिय प्रतिरक्षा (Passive immunity)

d. प्राप्त प्रतिरक्षा (Acquired immunity)

उत्तर (d) प्राप्त प्रतिरक्षा (Acquired immunity)

47. गर्भवती महिला के लिए अधिक आवश्यक पोषक तत्व है–
    Food constituents more required by pregnant women is:
    a. कैल्शियम (Calcium)
    b. लौह (Iron)
    c. पोटैशियम (Potassium)
    d. विटामिन सी (Vitamin C)

उत्तर (b) लौह (Iron)

48. गर्भनिरोध की यांत्रिक विधि है–
    A Mechanical method of contraption is:
    a. नसबंदी (Vasectomy)
    b. माला-D (Mala-D)
    c. कॉण्डोम (Condom)
    d. MTP

उत्तर (c) कॉण्डोम (Condom)

49. पीने के पानी में क्लोरीन की आवश्यक रेशिड्अल मात्रा होनी चाहिए–
    The desired quantity of free residual chlorine in drinking water is:
    a. 1 mg प्रति लीटर (1 mg/litre)
    b. 0.5 mg प्रति लीटर (0.5 mg/litre)
    c. 2 mg प्रति लीटर (2 mg/ litre)
    d. 0.25 mg प्रति लीटर (0.25 mg/litre)

उत्तर (b) 0.5 mg प्रति लीटर (0.5 mg/litre)

50. इनमें से हॉर्मोनल गर्भनिरोधक है–
    The hormonal contraceptives are:
    a. ओरल (Oral)
    b. इन्जेक्शन (Injections)
    c. इम्प्लांट (Implant)
    d. उपरोक्त सभी (All the above)

उत्तर (d) उपरोक्त सभी (All the above)

51. MCH सेवाओं में शामिल हैं–
    MCH services includes:
    a. गर्भावस्था तथा प्रसवकाल देखभाल (Prenatal and postnatal care)
    b. अंडर फाइव देखभाल (Under five care)
    c. परिवार नियोजन सेवाएँ (Family planning services)
    d. उपरोक्त सभी (all the above)

उत्तर (d) उपरोक्त सभी (all the above)

52. अनुरोधित शोर स्तर की मानव के लिए अधिकतम मात्रा .... होनी चाहिए।
The recommended maximum noise level for human beings should be:
    a. 85 dB
    b. 50 dB
    c. 110 dB
    d. 160 dB

उत्तर (a) 85 dB

53. अस्पताल का कचरा निष्कासित करने का सबसे उपयुक्त उपाय है–
The best method of refuse disposal in a hospital is:
    a. फेंकना (Dumping)
    b. नियंत्रित टिपिंग (Controlled tipping)
    c. जलाना (Incineration)
    d. कम्पोस्टिंग (Composting)

उत्तर (c) जलाना (Incineration)

54. शिशु को जन्म देते समय माँ की मृत्यु का मुख्य कारण हैं–
The most frequent cause of maternal death during delivery is:
    a. संक्रमण (Sepsis)
    b. रक्त की विषाक्तता (Toxemia)
    c. श्वसन अवरोधन (Asphyxia)
    d. रक्त स्त्राव (Hemorrhage)

उत्तर (d) रक्त स्त्राव (Hemorrhage)

55. मलेरिया का कारक जीवाणु हैं ....
Causative organism of malaria is:
    a. क्रिप्टोकोकस (Cryptococcus)
    b. लिश्मेनिया (Leishmania)
    c. प्लाज्मोडियम (Plasmodium)
    d. क्लेबसिएला (Klebsiella)

उत्तर (c) प्लाज्मोडियम (Plasmodium)

56. कोपलिक स्पोट देखा जाता है–
Koplik's spot is seen in:
    a. चिकनपॉक्स (Chickenpox)
    b. खसरा (Measles)
    c. मम्प्स (Mumps)
    d. वेरिओला (Variola)

उत्तर (b) खसरा (Measles)

57. **DPT का टीका इस विधि से दिया जाता है–**
DPT vaccine is administered through this method:
   a. मुँह मार्ग (Oral route)
   b. IM route
   c. Subcutaneous route
   d. Intradermal route

उत्तर (b) IM route

58. **एपिडेमियोलॉजी त्रिकोण होता है–**
Epidemiological triad comprises of:
   a. एजेंट, होस्ट एवं रोग (Agent, host and disease)
   b. एजेंट, होस्ट एवं जीवाणु (Agent, host and organisms)
   c. एजेंट, होस्ट एवं वातावरण (Agent, host and environment)
   d. एजेंट, होस्ट एवं संक्रमण (Agent, host and infection)

उत्तर (c) एजेंट, होस्ट एवं वातावरण (Agent, host and environment)

59– **कैल्शियम का उपयुक्त श्रोत है–**
The best source of calcium is:
   a. मीट (Meat)
   b. सब्जी (Vegetable)
   c. फल (Fruits)
   d. दूध (Milk)

उत्तर (d) दूध (Milk)

60. **संक्रमित व्यक्ति को असंक्रमित व्यक्ति से पृथक करना होता है–**
Separation of an infected person from non-infected person is:
   a. इन्क्यूबेशन (Incubation)
   b. आइसलेशन (Isolation)
   c. इनोक्युलेशन (Inoculation)
   d. टीकाकरण (Immunization)

उत्तर (b) आइसलेशन (Isolation)

61. **शिशु के पोषण के उपयुक्त सूचक होता है–**
The best indicator of infant nutrition is:
   a. लम्बाई (Height)
   b. वजन (Weight)
   c. आवश्यक आँकडे (Vital statistics)
   d. इनमें से कोई नहीं (None of the above)

उत्तर (b) वजन (Weight)

62. डिलीवरी के दौरान माँ की देखभाल को कहते हैं–
Care of mother during delivery is called:
    a. एंटीनेटल देखभाल (Antenatal care)
    b. प्रीनेटल देखभाल (Prenatal care)
    c. पोस्टनेटल देखभाल (Postnatal care)
    d. इन्ट्रानेटल देखभाल (Intranatal care)

उत्तर (d) इन्ट्रानेटल देखभाल (Intranatal care)

63. हाइड्रोफोबिया लक्षण है–
Hydrophobia is a typical feature of:
    a. प्लेग (Plague)
    b. रेबीज (Rabies)
    c. मलेरिया (Malaria)
    d. एन्थ्रेक्स (Anthrax)

उत्तर (b) रेबीज (Rabies)

64. संचार में उपस्थित वातावरणीय बाधा है–
Environmental barrier of communication is:
    a. शोर (Noise)
    b. बहरापन (Deafness)
    c. एकाग्रता की कमी (Loss of concentration)
    d. ध्यान की कमी (Loss of attention)

उत्तर (a) शोर (Noise)

65. निरीक्षण में दी जाने वाली क्षयरोग दवा के कार्यक्रम को कहते हैं–
Supervised, community based tuberculosis treatment is called:
    a. कीमोथेरेपी (Chemotherapy)
    b. एम.डी.टी. (M.D.T.)
    c. डॉट्स (DOTS)
    d. सर्विलैंस (Surveillance)

उत्तर (c) डॉट्स (DOTS)

66. समाज की प्राथमिक इकाई है–
Basic unit of society is:
    a. व्यक्ति (Individual)
    b. पंचायत (Panchayat)
    c. परिवार (Family)
    d. ब्लॉक (Block)

उत्तर (c) परिवार (Family)

67. पानी का शुद्धिकरण करने के लिए प्रयोग किया जाने वाला रासायनिक पदार्थ है–
    Chemical substance used for purifying water:
    a. लाइम (Lime)
    b. पोटेशियम परमेगनेट (Potassium permagnate)
    c. ब्लीचिंग पाउडर (Bleaching powder)
    d. फॉर्मलडिहाइड (Formaldehyde)

उत्तर (c) ब्लीचिंग पाउडर (Bleaching powder)

68. वह कम्युनिकेबल रोग जिसका उन्मूलन भारत से हो चुका है–
    A communicable disease that has been eradicated from India:
    a. चिकेनपॉक्स (Chickenpox)
    b. रूबैला (Rubella)
    c. स्मालपॉक्स (Small pox)
    d. रेबीज (Rabies)

उत्तर (c) स्मालपॉक्स (Small pox)

69. अंदर एवं बाहर की हवा में बदलाव को कहते हैं–
    Exchange of air between indoor and outdoors is called:
    a. संवातन (Ventilation)
    b. वायु परिवर्तन (Air change)
    c. एयर कंडीशनिंग (Air conditioning)
    d. वायु (Air)

उत्तर (a) संवातन (Ventilation)

70. सामुदायिक स्वास्थ्य समस्या का निदान करने की विधि है–
    Method used for diagnosing community health problem is:
    a. प्रयोगशाला (Laboratory test)
    b. सर्वे (Survey)
    c. कैंप (Camp)
    d. स्वास्थ्य शिक्षा (Health education)

उत्तर (b) सर्वे (Survey)

71. एक उपकेन्द्र .... जनसंख्या के लिए होता है।
    One sub centre is for the population of ....
    a. 2000
    b. 5000
    c. 8000
    d. 10000

उत्तर (b) 5000

72. ग्रामीण क्षेत्र में स्वास्थ्य सेवा का केन्द्र है–
    Nucleus of health services in rural area:
    a. PHC
    b. CHC
    c. परिवार (Family)
    d. आंगनवाडी (Anganwadi)

उत्तर (a) PHC

73. सामुदायिक स्वास्थ्य देखभाल की रीढ़ की हड्डी है–
    Backbone of public health nursing is:
    a. गृह मुलाकात (Home visit)
    b. रिकॉर्ड (Record)
    c. स्वास्थ्य शिक्षा (Health education)
    d. रजिस्टर (Register)

उत्तर (a) गृह मुलाकात (Home visit)

74 स्वास्थ्य शिक्षा की उपदेशात्मक विधि कौन सी है–
    Which is a didactic method of health teaching:
    a. सिम्पोजियम (Symposium)
    b. वर्कशॉप (Workshop)
    c. समूह चर्चा (Group discussion)
    d. लेक्चर (Lecture)

उत्तर (d) लेक्चर (Lecture)

75. विटामिन ए रोगनिरोधक कार्यक्रम में विटामिन ए की खुराक होती हैं–
    Dose of vitamin A in vitamin A prophylaxis programme is:
    a. 100000 IU
    b. 150000 IU
    c. 200000 IU
    d. 250000 IU

उत्तर (c) 200000 IU

76. स्वास्थ्य तथा जीविका के स्तर का संवेदनशील सूचक है–
    Most sensitive index of the health and standard of living of people is:
    a. क्रूड मृत्यु दर (Crude death rate)
    b. जन्म दर (Birth rate)
    c. नवजात शिशु मृत्यु दर (Infant mortality rate)
    d. मातृ मृत्यु दर (Maternal mortality rate)

उत्तर (c) नवजात शिशु मृत्यु दर (Infant mortality rate)

77. पानी के अस्थाई कड़ेपन का कारण हैं–
Cause of temporary hardness of water is:
   a. कार्बोनेट (Carbonates)
   b. सल्फेटस (Sulphates)
   c. क्लोराइड (Chlorides)
   d. कैल्शियम (Calcium)

उत्तर (a) कार्बोनेट (Carbonates)

78. एक किल्ड टीका है–
A killed vaccine is:
   a. बी. सी. जी. (BCG)
   b. खसरा (Measles)
   c. टायफाइड (Typhoid)
   d. पीला बुखार (Yellow fever)

उत्तर (c) टायफाइड (Typhoid)

79. शिक टेस्ट .... के निदान में किया जाता है।
Schick test is used to diagnose.
   a. क्षयरोग (Tuberculosis)
   b. डिप्थीरिया (Diphtheria)
   c. वायरल हिपेटाईटिस (Viral hepatitis)
   d. टायफाइड बुखार (Typhoid fever)

उत्तर (b) डिप्थीरिया (Diphtheria)

80. सबसे प्रभावी रूम विसंक्रमण होता है–
The most effective room disinfectant is:
   a. फोर्मेलिन तथा पोटेशियम परमेगनेट (Formalin and potassium perman-ganate)
   b. ब्लीचिंग पाउडर (Bleaching powder)
   c. इथायलिंन ऑक्साइड तथा कार्बन डायआक्साइड (Ethylene oxide and carbon dioxide)
   d. क्लोरोहेक्सिडिन (Chlorhexidine)

उत्तर (a) फोर्मेलिन तथा पोटेशियम परमेगनेट (Formalin and potassium perman-ganate)

81. मलेरिया का वेक्टर है–
Vector of malaria is:
   a. मादा क्यूलेक्स मचच्छर (Female culex mosquito)
   b. मादा एनोफिलिस मच्छर (Female anopheles mosquito)
   c. नर क्यूलेक्स मच्छर (Male culex mosquito)

d. नर एनोफिलिस मच्छर (Male anopheles mosquito)

उत्तर (b) मादा एनोफिलिस मच्छर (Female anopheles mosquito)

82. डा0 साल्क ने .... रोग के टीके का अविष्कार किया।
Dr. salk discovered a vaccine for the prevention of:
a. खसरा (Measles)
b. पोलियो (Poliomyelitis)
c. छोटी माता (Small pox)
d. टिटनस (Tetanus)

उत्तर (b) पोलियो (Poliomyelitis)

83. ICDS कार्यक्रम के तहत प्रत्येक .... जनसंख्या के लिए एक आंगनवाड़ी कार्यकर्ता होता है।
Under ICDS programme, there is an anganwadi worker for every
a. 30000 जनसंख्या (3000 Population)
b. 1000 जनसंख्या (1000 Population)
c. 10000 जनसंख्या (10000 Population)
d. 5000 जनसंख्या (5000 Population)

उत्तर (b) 1000 जनसंख्या (1000 Population)

84. ग्रामीण क्षेत्र में कूड़े के निष्कासन का उपयुक्त तरीका है–
The best and useful method of refuse disposal in rural area is:
a. फेंकना (Dumping)
b. कम्पोस्टिंग (Composting)
c. जलाना (Incineration)
d. नियंत्रित टिपिंग (Controlled tipping)

उत्तर (b) कम्पोस्टिंग (Composting)

85. स्वस्थ व्यक्ति या जानवर, जो संक्रामक रोग के संपर्क में आया है, उसकी घूमने फिरने की स्वतंत्रता को रोग के इन्क्यूबेशन अवधि तक सीमित करना .... कहलाता है।
Limitation of freedom of movement of well person or animal exposed to communicable disease for a period of time not longer than the longest incubation period of disease is:
a. सूचना प्रेषित करना (Notification)
b. पृथक्करण (Isolation)
c. क्वारेंटाईन (Quarantine)
d. उपरोक्त सभी (All the above)

उत्तर (c) क्वारेंटाईन (Quarantine)

86. ट्रेकोमा .... की बीमारी है:
Trachoma is a disease of:

   a. कान (Ear)
   b. ट्रेकिया (Trachea)
   c. दांत (Teeth)
   d. आँख (Eyes)

उत्तर (d) आँख (Eyes)

87. गलत तरीके की मल–मूत्र का निपटारा व्यवस्था से खतरा है–
Hazards of improper excreta disposal are:

   a. भूमि प्रदूषण का (Soil pollution)
   b. जल प्रदूषण का (Water pollution)
   c. भोजन प्रदूषण का (Food pollution)
   d. इन सभी का (All of these)

उत्तर (d) इन सभी का (All of these)

88. प्रकाश को नापा जाता है–
Light is measured in:

   a. डेसीबल (Decibel)
   b. हर्ट्ज (Hertz)
   c. कैलोरी (Calorie)
   d. फुट कैन्डिला (Foot candela)

उत्तर (d) फुट कैन्डिला (Foot candela)

89. यौन संपर्क द्वारा फैलने वाला रोग है–
The disease that spread through sexual contact:

   a. कुष्ठ रोग (Leprosy)
   b. एड्स (AIDS)
   c. खुजली (Itches)
   d. खाज (Scabies)

उत्तर (b) एड्स (AIDS)

90. निम्नखित घटक ORS में पाए जाते हैं सिवाय–
The following are the contents of ORS except:

   a. सोडियम क्लोराइड (Sodium chloride)
   b. सुगर (Sugar)
   c. पोटेशियम क्लोराइड (Potassium chloride)
   d. कैल्शियम कार्बोनेट (Calcium carbonate)

उत्तर (d) कैल्शियम कार्बोनेट (Calcium carbonate)

91. सामान्य घेंघा होने का कारण हैं .... की कमी।
Simple goitre is caused by the deficiency of ....
   a. सोडियम (Sodium)
   b. लौह (Iron)
   c. आयोडीन (Iodine)
   d. कैल्शियम (Calcium)

उत्तर (c) आयोडीन (Iodine)

92. अस्पताल में उत्सर्जित होने वाले कचरे को .... कहते हैं।
Waste generated in hospital is known as ....
   a. बायोमेडिकल कचरा (Biomedical waste)
   b. संक्रमित कचरा (Infectious waste)
   c. ठोस कचरा (Solid waste)
   d. इनमें कोई नहीं (None of the above)

उत्तर (a) बायोमेडिकल कचरा (Biomedical waste)

93. बड़ी जनसंख्या को प्रभावित करने वाले एपिडेमिक को कहते हैं–
Epidemic affecting a large population is called:
   a. एन्डेमिक (Endemic)
   b. एक्जोटिक (Exotic)
   c. पेनडेमिक (Pandemic)
   d. आउटब्रेक (Outbreak)

उत्तर (c) पेनडेमिक (Pandemic)

94. प्राकृतिक परिवार नियोजन विधि है–
A natural family planning method is:
   a. IUCD
   b. कॉण्डोम (Condom)
   c. ट्यूबेक्टमी (Tubectomy)
   d. सर्वाइकल म्यूकस विधि (Cervical mucus method)

उत्तर (d) सर्वाइकल म्यूकस विधि (Cervical mucus method)

95. सामुदायिक विकास कार्यक्रम को लांच किया वर्ष ....
Community development programme was lunched in the year:
   a. 1950
   b. 1952
   c. 1954
   d. 1962

उत्तर (b) 1952

96. समुदाय द्वारा निष्कासित व्यर्थ पानी जिसमें मल होता है उसे .... कहते हैं:

Waste water from a community which doss not contain human excreta is called:

a. सीवेज (Sewage)

b. संदूषित जल (Contaminated water)

c. संक्रमित जल (Infected water)

d. सुलेज (Sullage)

उत्तर (d) सुलेज (Sullage)

97. जल शुद्धिकरण की पहली क्रिया है—

The first step in water purification is:

a. सेडीमेन्टेशन (Sedimentation)

b. फिल्टरेशन (Filtration)

c. संग्रहण (Storage)

d. क्लोरीनेशन (Chlorination)

उत्तर (c) संग्रहण (Storage)

98. दाँत में सड़न .... की कमी के कारण होती है।

Dental caries are due to deficiency of:

a. क्लोरीन (Chlorine)

b. क्लोरामीन (Chloramines)

c. फ्लोरीन (Fluorine)

d. क्लोरोक्युइन (Chloroquine)

उत्तर (c) फ्लोरीन (Fluorine)

99. जब रोगी बीमारी से उभरता है तो उस अवस्था को कहते हैं—

The stage when patient recovers from illness is known as:

a. डिफरवीसेंस (Defervances)

b. क्वलसेन्स (Convalescence)

c. डिफीक्सन (Defection)

d. उपरोक्त सभी (All the above)

उत्तर (b) क्वलसेन्स (Convalescence)

100. वायुमंडल दबाव को मापने में प्रयोग किया जाने वाला उपकरण है—

Instrument used to measure atmospheric pressure is:

a. थर्मोमीटर (Thermometer)

b. बेरोमीटर (Barometer)

    c. बेरोग्राफ (Barograph)

    d. हाइग्रोमीटर (Hygrometer)

उत्तर (b) बेरोमीटर (Barometer)

101. **बोरहोल लैटरीन के निम्नलिखित फायदे हैं सिवाय—**
      All are the advantages of borehole latrine except:

    a. सफाई कर्मी की आवश्यकता नहीं होती (No need of sweeper service)

    b. मक्खियाँ पैदा नहीं होती (No fly breeding)

    c. पानी एवं धरती का प्रदूषण नहीं होता (No water and soil pollution)

    d. जल्दी भरता है। (Fills up rapidly)

उत्तर (d) जल्दी भरता है। (Fills up rapidly)

102. **सीवेज शुद्धिकरण की उपयुक्त विधि है—**
      Best method of sewage purification is:

    a. नदी में निष्कासन (Discharge into river)

    b. समुद्र में निष्कासन (Discharge into sea)

    c. सेप्टिक टैंक (Septic tank)

    d. इनमें कोई नहीं (None of the above)

उत्तर (c) सेप्टिक टैंक (Septic tank)

103. **सामुदायिक स्वास्थ्य समस्या के निदान के लिए आवश्यक है—**
      For community health problem diagnosis .... is essential:

    a. आयु एवं लिंग (Age and sex)

    b. आवश्यक आंकड़े (Vital statistics)

    c. रोग का इन्सीडेन्स तथा प्रीवलेंस दर (Incidence and prevalence rate of disease)

    d. उपरोक्त सभी (All the above)

उत्तर (c) रोग का इन्सीडेन्स तथा प्रीवलेंस दर (Incidence and prevalence rate of disease)

104. **पाश्चुराईजेशन का अर्थ है—**
      Pasteurization means:

    a. गर्म करना तथा उबालना (Heating and boiling)

    b. गर्म करना तथा ठंडा करना (Heating and cooling)

    c. गर्म करना तथा जल्दी से ठंडा करना (Heating and rapid cooling)

    d. जल्दी से गर्म एवं जल्दी से ठंडा करना (Rapid heating and rapid cooling)

उत्तर (d) जल्दी से गर्म एवं जल्दी से ठंडा करना (Rapid heating and rapid cooling)

105. गृह मुलाकात का सिद्धांत है–
    Principle of home-visiting is
    a. लोगों की आवश्यकता अनुसार नहीं होना चाहिए (Should not be according to the need of people)
    b. लोगों से व्यक्तिगत संबंध बनाना (Establishing personal relationship with people)
    c. समय–समय पर मुलाकात (Timely visit)
    d. सिर्फ परिवार के मुखिया से बात करना (Only speaking with head of family)

उत्तर (c) समय–समय पर मुलाकात (Timely visit)

106. मलेरिया रोग के परजीव की खोज .... ने की थी।
    Malarial parasite was discovered by ....
    a. एडवर्ड जेनर (Edward Janner)
    b. कैल्मेट (Calmette)
    c. रोनाल्ड (Ronald)
    d. जोसफ लिस्टर (Joseph Lister)

उत्तर (c) रोनाल्ड (Ronald)

107. क्वाशियोरकर तथा मरास्मस रोग .... की कमी से होते हैं।
    Kwashiorkor and marasmus disease are due to .... deficiency.
    a. कार्बोहाइड्रेट (Carbohydrate)
    b. वसा (Fat)
    c. प्रोटीन (Protein)
    d. विटामिन (Vitamin)

उत्तर (c) प्रोटीन (Protein)

108. वह मच्छर जो पानी के अप्राकृतिक संग्रहों में पैदा होता है–
    The mosquito that breeds in artificial collection of water:
    a. एनोफिलीज (Anopheles)
    b. क्यूलैक्स (Culex)
    c. एडीज (Aedes)
    d. मेनसोनोइड्स (Mansonoides)

उत्तर (c) एडीज (Aedes)

109. संचारी रोगों को फैलने से रोकने के उपाय हैं–
    Methods to stop spread of communicable disease is:
    a. जन–समूह टीकाकरण (Community immunization)
    b. सार्वजनिक शिक्षा (Public education)

    c. पृथक्करण (Isolation)

    d. उपरोक्त सभी (All of the above)

उत्तर (d) उपरोक्त सभी (All of the above)

110. सबसे प्रभावी स्वास्थ्य शिक्षा तकनीक है–
Effective best health teaching method is:

    a. प्रदर्शन (Demonstration)

    b. चर्चा (Discussion)

    c. गोष्ठी (Seminar)

    d. प्रदर्शनी (Exhibition)

उत्तर (a) प्रदर्शन (Demonstration)

111. समुदाय विकास कार्यक्रम का उद्देश्य है–
Purpose of community development programme is:

    a. ग्राम विकास (Rural development)

    b. शहरी विकास (Urban development)

    c. कस्बों का विकास (Development of township)

    d. उपरोक्त सभी (All the above)

उत्तर (d) उपरोक्त सभी (All the above)

112. घर में प्रति व्यक्ति वायु की आवश्यक मात्रा होती है–
In a house the required air quantity per person is:

    a. 3000 घनफुट (3000 sq foot)

    b. 2000 घनफुट (2000 sq foot)

    c. 1000 घनफुट (1000 sq foot)

    d. 5000 घनफुट (5000 sq foot)

उत्तर (c) 1000 घनफुट (1000 sq foot)

113. भोजन को भाप में पकाने की विधि को .... कहते हैं।
Cooking of food using steam is a method known as ....

    a. स्ट्यूइंग (Stewing)

    b. शिमरिंग (Simmering)

    c. स्टीमिंग (Steaming)

    d. उबालना (Boiling)

उत्तर (c) स्टीमिंग (Steaming)

114. मच्छरों के काटने से बचने के उपाय हैं–
Method of prevention of mosquito bite is:

    a. मच्छरदानी का प्रयोग (Use of mosquito net)

    b. पंखों का प्रयोग (Use of fan)

c. धुएँ द्वारा मच्छर को दूर करना (Killing mosquito by fumigation)

d. पानी इकट्ठा करना (Collection of water)

उत्तर (a) मच्छरदानी का प्रयोग (Use of mosquito net)

115. **यह रोग संदूषित भोजन तथा पानी के सेवन से होता है–**
The disease caused by contaminated food and water is called:

a. रेबीज (Rabies)

b. क्षयरोग (Tuberculosis)

c. पक्षाघात (Paralysis)

d. पोलियो (Poliomyelitis)

उत्तर (d) पोलियो (Poliomyelitis)

116. **समुदाय स्वास्थ्य का अर्थ है–**
Community health means

a. स्वास्थ्य सुरक्षा एवं सुधार (Protection and improvement of health)

b. रोग का उपचार (Disease treatment)

c. पुनर्वास तथा व्यावसायिक चिकित्सा (Rehabilitation and occupation therapy)

d. समस्त स्वास्थ्य एवं वातावरण संबंधी सेवाएँ (Comprehensive health and environment related services)

उत्तर (d) समस्त स्वास्थ्य एवं वातावरण संबंधी सेवाएँ (Comprehensive health and environment related services)

117. **किस रोग को टीकाकरण द्वारा नहीं रोका जा सकता?**
Which disease cannot be prevented by immunization?

a. क्षयरोग (Tuberculosis)

b. गलघोंटू (Diptheria)

c. टिटनस (Tetanus)

d. पीलिया (Jaundice)

उत्तर (d) पीलिया (Jaundice)

118. **मलनिस्त्राव का अर्थ है–**
Effluent means:

a. बारिश का पानी (Rain water)

b. सीवेज का पानी (Sewage water)

c. (a) एवं (b) दोनों (Both a & B)

d. उपरोक्त कोई नहीं (None of the above)

उत्तर (b) सीवेज का पानी (Sewage water)

119. इनमें से कौन सा रोग घरेलू मख्खी नहीं फैलाती है–
Which disease, among the following is not transmitted by housefly?

    a. टायफाइड बुखार (Typhoid fever)

    b. हैजा (Cholera)

    c. ट्रेकोमा रोग (Trachoma disease)

    d. कुष्ठ रोग (Leprosy)

उत्तर (d) कुष्ठ रोग (Leprosy)

120. व्यावसायिक स्तर पर जल के शुद्धिकरण का प्रथम चरण होता है–
At commercial level the first step in water purification is:

    a. सेडीमेन्टेशन (Sedimentation)

    b. फिल्टरेशन (Filtration)

    c. विसंक्रमण (Disinfection)

    d. क्लोरीनेशन (Chlorination)

उत्तर (a) सेडीमेन्टेशन (Sedimentation)

121. अच्छे प्रकाश की व्यवस्था के लिए आवश्यक कारक होता है–
Essential factor for good light arrangement is:

    a. पर्याप्त प्रकाश (Sufficient light)

    b. तीव्र छाया (Sharp shadow)

    c. नियमित प्रकाश (Constant light)

    d. (a) एवं (c) दोनों (a and c)

उत्तर (d) (a) एवं (c) दोनों (a and c both)

122. नर्स के लिए स्वास्थ्य शिक्षा देने का अच्छा अवसर है–
Best opportunity for a nurse to give health education exist in:

    a. अस्पताल (Hospital)

    b. पिक्चर हाल (Picture hall)

    c. गार्डन (Garden)

    d. रेस्तराँ (Restaurant)

उत्तर (a) अस्पताल (Hospital)

123. वह कीड़े जो रोग प्रसारित करते हैं उन्हें .... कहते हैं।
An inset which transmit a disease is known as:

    a. मध्यस्थ होस्ट (Intermediate host)

    b. परजीवी (Parasite)

    c. वेक्टर (Vector)

    d. प्रे (Prey)

उत्तर (c) वेक्टर (Vector)

124. TAB टीका .... रोग की रोकथाम में दिया जाता है।
     TAB vaccine is given to prevent the disease:
     a. क्षयरोग (Tuberculosis)
     b. टिटनस (Tetanus)
     c. टायफॉइड (Typhoid)
     d. परट्यूसिस (Pertusis)

उत्तर (b) टिटनस (Tetanus)

125. भौतिक विसंक्रमण सभी हैं सिवाय–
     All are physical disinfectant except:
     a. सूखी ऊष्मा (Dry heat)
     b. सूर्य किरणें (Sunlight)
     c. नम ऊष्मा (Moist heat)
     d. विकिरण (Radiation)

उत्तर (d) विकिरण (Radiation)

126. किरेटोमलेशिया की रोकथाम .... द्वारा की जाती है।
     Keratomalacia can be prevented by ....
     a. विटामिन सी (Vitamin C)
     b. विटामिन ए (Vitamin A)
     c. विटामिन डी (Vitamin D)
     d. विटामिन बी (Vitamin B)

उत्तर (b) विटामिन ए (Vitamin A)

127. यूनीसेफ की स्थापना वर्ष .... में हुई।
     UNICEF was established in year ....
     a. 1946
     b. 1947
     c. 1948
     d. 1949

उत्तर (a) 1946

128. सामुदायिक स्वास्थ्य केन्द्र में .... बिस्तर होते हैं।
     Community health centre is .... bedded:
     a. 20
     b. 30
     c. 40
     d. 50

उत्तर (b) 30

129. कोल्ड चैन का तापमान .... होता है।
Temperature required to maintain cold chain is ....

   a. −20°C से −8°C

   b. 20°C से −8°C

   c. 8°C से 20°C

   d. −20°C से 8°C

उत्तर (a) −20°C से −8°C

130. थायरोक्सिन हॉर्मोन बनाने के लिए आवश्यक है–
.... is essential for the formation of thyroxin hormone:

   a. कैल्शियम (Calcium)

   b. आयरन (Iron)

   c. आयोडीन (Iodine)

   d. सोडियम (Sodium)

उत्तर (c) आयोडीन (Iodine)

131. वसा को तोड़ने वाला एन्जाइम है–
Enzyme which splits fat is:

   a. पेप्सिन (Pepsin)

   b. रेनिन (Renin)

   c. ट्रिप्सिन (Trypsin)

   d. लायपेज (Lipase)

उत्तर (d) लायपेज (Lipase)

132. वयस्क व्यक्ति में प्रतिदिन कैल्शियम की आवश्यकता होती है–
The daily calcium requirement of an adult is:

   a. 600 mg प्रतिदिन

   b. 800−1350 mg प्रतिदिन

   c. 700 mg प्रतिदिन

   d. 850−1400 mg प्रतिदिन

उत्तर (a) 600 mg प्रतिदिन

133. DPT टीका किन रोग की रोकथाम में दिया जाता है।
DPT vaccine is given to prevent which diseases:

   a. डिप्थीरिया, परट्यूसिस, टायफाइड (Diptheria, Pertusis, Typhoid)

   b. डिप्थीरिया, पोलियो, टिटनस (Diptheria, Polio, Tetanus)

   c. डिप्थीरिया, परट्यूसिस, टिटनस (Deptheria, Pertusis, Tetanus)

   d. डिप्थीरिया, पोलियो, परट्यूसिस (Deptheria, Polio, Pertusis)

उत्तर (c) डिप्थीरिया, परट्यूसिस, टिटनस (Deptheria, Pertusis, Tetanus)

134. **टायफाइड रोग फैलता है–**
    Typhoid is spread through:
    a. संदूषित जल एवं भोजन द्वारा (Contaminated water and food)
    b. प्रदूषित वायु द्वारा (Polluted air)
    c. रक्त द्वारा (Blood)
    d. कुपोषण द्वारा (Malnutrition)

उत्तर (a) संदूषित जल एवं भोजन द्वारा (Contaminated water and food)

135. **पीने के पानी में उपस्थित रसायन, जो दाँतो को चितकबरा करता है, वह है–**
    Chemical present in drinking water, which causes mottle teeth are:
    a. पोटैशियम (Potassium)
    b. क्लोराइड (Chloride)
    c. फ्लोराइड (Floride)
    d. सोडियम (Sodium)

उत्तर (c) फ्लोराइड (Floride)

136. **हाइजीन का अर्थ है–**

    Hygiene means:
    a. स्वास्थ्य बनाए रखना (Maintaining health)
    b. रोग की रोकथाम (Prevention of disease)
    c. शरीर को स्वच्छ बनाए रखना (Cleanliness of body)
    d. कूड़े का उचित निष्कासन (Proper disposal of waste)

उत्तर (c) शरीर को स्वच्छ बनाए रखना (Cleanliness of body)

137. **निम्नलिखित में से कौन सा सतही जल स्त्रोत है–**
    Which of the following is surface water source:
    a. नदी (River)
    b. सतही कुआँ (Shallow well)
    c. गहरा कुआँ (Deep well)
    d. झरना (Springs)

उत्तर (a) नदी (River)

138. **निम्नलिखित में से कौन सी विधि पानी की कठोरता को कम करती है।**
    Which of the following method removes the hardness of water?
    a. उबालना (Boiling)
    b. छानना (Filtration)
    c. संग्रहण करना (Storage)
    d. उपराक्त कोई नहीं (None of the above)

उत्तर (a) उबालना (Boiling)

139. टीकाकरण .... रोकथाम का उदाहरण हैं।
Immunization is example of ....prevention:

a. प्राथमिक (Primary)

b. द्वितीयक (Secondary)

c. तृतीयक (Tertiary)

d. उपरोक्त सभी (All the above)

उत्तर (a) प्राथमिक (Primary)

140. वह रोग जो संपर्क से फैलता है उन्हें .... कहते हैं।
The disease transferred through contact is called:

a. कम्युनिकेबल रोग (Communicable disease)

b. संक्रमण रोग (Infectious disease)

c. एपिडेमिक रोग (Epidemic disease)

d. कन्टेजियस रोग (Contagious disease)

उत्तर (d) कन्टेजियस रोग (Contagious disease)

141. पोलियो .... रोग है।
Poliomyelitis is a .... disease:

a. बैक्टीरियल (Bacterial)

b. वायरल (Viral)

c. फंगल (Fungal)

d. प्रोटोजोअल (Protozoal)

उत्तर (b) वायरल (Viral)

FILL IN THE BLANKS

1. विश्व स्वास्थ्य संगठन का मुख्यालय .... में स्थित है।
    Headquarter of WHO is situated in ....

उत्तर जिनेवा (Geneva)

2. विश्व स्वास्थ्य संगठन की स्थापना वर्ष .... में हुई।
    WHO is established in year ....

उत्तर 1948

3. यूनीसेफ की स्थापना वर्ष .... में हुई।
    UNICEF was established in year ....

उत्तर 1946

4. खसरा का इन्क्यूबेशन समय .... दिन है।
    Incubation period of measles is ....days.

उत्तर 10–14 days

5. बच्चों में जानलेवा बीमारी होती हैं ....
    The killer diseases in children are ....

उत्तर क्षयरोग (Tuberculosis),
    गलघोंटू (Diptheria),
    काली खाँसी (Pertusis),
    खसरा (Measles),
    गलसुआ (Mumps),

6. विटामिन ए की कमी से .... होता है।
    Deficiency of vitamin A causes ....

उत्तर रात का अंधापन (Night blindness)

7. राष्ट्रीय एड्स नियंत्रण प्रोगाम की शुरूआत .... में हुई।
    National AIDS control programme was launched in year ....
    ....

उत्तर 1 दिसम्बर 1987 (1st December 1987)

8. राष्ट्रीय टी. बी. नियंत्रण कार्यक्रम .... में शरु हुआ।
    National Tuberculosis Control Program was started in ....

उत्तर 1962

9. .... मिलकर प्रोटीन का निर्माण करते हैं।
    ....polymerizes to form protein.

उत्तर एमिनो एसिड (Amino acid)

10. शिशु के स्तनपान छुड़ाने को .... कहते हैं।
    Withdrawing of infants from breast milk is known as ....

उत्तर अनुप्रासन (Weaning)

11. मलेरिया .... मच्छर के काटने से फैलता हैं।

    Malaria is caused by .... mosquito.

उत्तर मादा एनोफिलीज (Female anopheles)

12. बी.सी.जी. का टीका .... की रोकथाम के लिए दिया जाता है।

    B.C.G. vaccine is given to prevent ....

उत्तर क्षयरोग (Tuberculosis)

13. एक अण्डे में .... ग्राम प्रोटीन होता है।

    One egg contains .... gm of protein.

उत्तर 6

14. डी.पी.टी. का पूरा नाम .... है।

    Full form of D.P.T. is ....

उत्तर डिथ्थीरिया, परट्यूसिस, टिटनस (Diptheria, Pertusis, Tetanus)

15. बच्चों को खसरे का टीका .... पर दिया जाता है।

    Measles vaccine is given to children at age of ....

उत्तर 9 महीना (9 months)

16. कोल्ड चेन में तापमान .... से ....रखा जाता है।

    Temperature in cold chain is maintained between .... to ....

उत्तर −20°C से −8°C

17. भारतीय परिचर्या परिषद की स्थापना .... में हुई थी।

    Indian nursing council was established in year ....

उत्तर 1947

18. एड्स का पूरा नाम .... है।

    Full form of AIDS is ....

उत्तर एकवायर्ड इम्यूनो डेफीसियेन्सी सिंड्रोम (Acquired Immuno Deficiency Syndrome)

19. सूखा रोग .... की कमी से होता है।

    Marasmus is caused due to the deficiency of ....

उत्तर प्रोटीन (Protein)

20. एक वर्ष से कम आयु के शिशु को .... कहते हैं।

    Children of less than a year is known as ....

उत्तर इन्फेंट (Infant)

21. भोर कमेटी की स्थापना वर्ष .... में हुई।

    Bhore committee was established in year ....

उत्तर 1943

22. एक ग्राम कार्बोहाइड्रेट में .... कैलोरी ऊर्जा पायी जाती है।
One gram carbohydrate contains .... calorie of energy.

उत्तर 4

23. बेरी–बेरी रोग .... की कमी से होता है।
Beri-Beri disease is caused due to the deficiency of ....

उत्तर विटामिन बी–1 (Vitamin B-1)

24. वातावरण में आक्सीजन की मात्रा .... होती है।
Percentage of oxygen in atmosphere is ....

उत्तर 20.96%

25. एक ग्राम प्रोटीन में .... कैलोरी ऊर्जा पायी जाती है।
One gram of protein gives .... calorie of energy.

उत्तर 4

26. विटामिन सी की कमी से .... रोग होता है।
Deficiency of vitamin C causes ....

उत्तर स्कर्वी (Scurvy)

27. एक सामुदायिक स्वास्थ्य केन्द्र में .... बिस्तर होते हैं।
One community health centre contains ....beds.

उत्तर 30

28. एक प्राथमिक स्वास्थ्य केन्द्र में .... बिस्तर होते है।
One primary health centre contains .... beds.

उत्तर 6

29. सूक्ष्म जीवाणुओं के अध्ययन को .... कहते है।
Study of micro organisms is called ....

उत्तर सूक्ष्म जीव विज्ञान (Microbiology)

30. शरीर में हुक वर्म .... द्वारा प्रवेश करते हैं।
Hookworm enters into body through ....

उत्तर पैर के तलवे की त्वचा (Skin of sole of feet)

31. पैलेग्रा रोग .... की कमी से होता है।
Pellagra disease is caused due to deficiency of ....

उत्तर निकोटिनिक एसिड (Nicotinic acid)

32. विडाल जाँच .... रोग में की जाती है।
Widal test is performed in case of ....

उत्तर टायफाइड (Typhoid)

33. क्वाशियोरकर .... की कमी से होता है।
Kwarshiorkor occurs due to deficiency of ....

उत्तर प्रोटीन एवं कैलोरी (Protein and calorie)

34. एड्स रोग .... विषाणु के कारण होता है।
     AIDS is caused by .... virus.
उत्तर ह्यूमन इम्यूनो डेफीशियेंसी विषाणु (Human immuno deficiency virus-HIV)
35. शिक जाँच .... रोग में की जाती है।
     Schick test is done in ....
उत्तर डिथ्थीरिया (Diptheria)
36. प्लेग .... द्वारा होता है।
     Plague is caused by ....
उत्तर यरसीनिया पेस्टीस (Yersinia pestis)
37. एक हजार लीटर पानी शुद्ध करने के लिए .... ग्राम ब्लीचिंग पाउडर की आवश्यकता होती है।
     For purification of one thousand liter of water .... gm of bleaching powder is required.
उत्तर 2.5 ग्राम (2.5 gm)
38. .... की रोकथाम के लिए एम. एम. आर. का टीका लगाते है।
     MMR vaccine is given for prevention of ....
उत्तर मम्मस, मीजलस, रूबेला (Mumps, Mealses, Rubella)
39. पेन्सिलिन का अविष्कार .... ने किया।
     .... discovered penicillin.
उत्तर ऐलेक्जेंडर फ्लेमिंग (Alexender fleming)
40. P.E.M. का पूरा नाम है ....
     P.E.M. stands for ....
उत्तर प्रोटीन ऊर्जा कुपोषण (Protein Energy Malnutrition)
41. M.T.P. का पूरा नाम है ....
     M.T.P. stands for ....
उत्तर मेडिकल टर्मिनेशन ऑफ प्रेगनेंसी (Medical termination of pregnancy)
42. डेंगू बुखार का कारण हैं ....
     Dengue fever is caused by ....
उत्तर आर्बोवाइरस (Arbovirus)
43. एपिडेमियोलोजिक त्रिकोण एजेंट, होस्ट तथा ....से बनता है।
     Epidemiological triad comprises of agent, host and ....
उत्तर वातावरण (Environmental)
44. पानी में घुलनशील विटामिन है .... एवं ....
     Water soluble vitamin are vitamin .... and ....
उत्तर B तथा C

45. जनगणना .... के अंतराल पर की जाती है।
    Censes is done after every ....

उत्तर 10 वर्ष (10 years)

46. वसा में घुलनशील विटामिन है ....
    Fat soluble vitamin are ....

उत्तर A, D, E एवं K

47. कब्ज से बचने के लिए .... युक्त भोजन लेना चाहिए।
    For prevention of constipation .... rich diet should
    by consumed.

उत्तर फाइबर (Fibre)

48. कौलरा .... के कारण होता है।
    Cholera is caused by ....

उत्तर विब्रियो कोलरे (Vibrio cholerae)

49. डिप्थीरिया .... के कारण होता है।
    Diptheria is caused by ....

उत्तर कोरीनीबेक्टिरियम डिपथीरी (Corynebacterium diphtheriae)

50. गलसुआ .... के कारण होता है।
    Mumps is caused by ....

उत्तर मैक्सोवाइरस पेरोटाइडाईटिस (Myxovirus parotiditis)

51. विटामिन डी की कमी से .... रोग होता है।
    .... is caused due to deficiency of vitamin D.

उत्तर रिकेट्स (Rickets)

52. अंतर्राष्ट्रीय नर्सिंग दिवस .... को मनाया जाता है।
    International nurses day is celebrated on ....

उत्तर 12 मई (12th May)

53. स्केबीज .... के कारण होता है।
    Scabies is caused by ....

उत्तर सार्कोप्टिस स्केबाई (Sarcoptes scabie)

54. दूध को पाश्चुराइज करने की विधि .... ने खोजी थी।
    Method of milk pasteurization was discovered by ....

उत्तर लुईस पाश्चर (Louis pasteur)

55. विटामिन सी का दूसरा नाम .... है।
    Another name of vitamin C is ....

उत्तर स्कोर्बिक एसिड (Ascorbic acid)

56. टीके के परिवहन तथा संग्रहण तंत्र को .... कहते हैं।

The system of transportation and storage of vaccine is called ....

....

उत्तर कोल्ड चेन (Cold chain)

57. बोट्युलिस्म .... के कारण होता है।

Botulism is caused by ....

उत्तर क्लोस्ट्रीडियम बोट्युलिनम (Clostridium botulinum)

58. खंसारी दाल का दीर्घकाल तक सेवन करने से .... होता है।

Prolonged consumption of khesari dal will cause ....

उत्तर लैथिरिज़्म (Lathyrism)

59. मनुष्य द्वारा सहन की जाने वाली शोर की अत्यधिक सीमा ....
होती है।

The extreme noise limit of human tolerance is ....

उत्तर 140 dB

60. आँवला .... का मुख्य स्त्रोत है।

Amla is a rich source of ....

उत्तर विटामिन सी (Vitamin C)

61. छात्र नर्सिंग संघ की स्थापना .... में हुई थी।

Student nurse's association was established in year ....

उत्तर 1929

62. जल की अस्थाई कठोरता का कारण .... होते हैं।

Temporary hardness of water is caused by ....

उत्तर कैल्शियम बाईकार्बोनेट तथा मैग्नीशियम बाईकार्बोनेट (Calcium bicarbonate
and magnesium bicarbonate)

63. .... एक एसिड फास्ट बैसिलाई है।

.... is an acid fast bacilli.

उत्तर माईकोबेक्टीरियम ट्यूबरकुलोसिस (Mycobacterium tuberculosis)

64. शरीर के लिए .... अनिवार्य एमिनो एसिड होते है।

.... essential amino acids are required for body.

उत्तर आठ (Eight)

65. R.C.A. लेटरिन में वाटर सील की गहराई .... होनी
चाहिए।

The depth of water seal in a R.C.A. latrine is ....

उत्तर 2 से.मी. (2 cm)

66. .... पहला राष्ट्र है जहाँ परिवार कल्याण कार्यक्रम शुरू किया गया।

.... is the first country which started family welfare programme.

उत्तर भारत (India)

67. .... रिकार्ड स्वास्थ्य प्रगति का ऑंकलन करने में सहायक होते हैं।

.... records are helpful in evaluation of health progress.

उत्तर क्यूमलेटिव (Cumulative)

68. एक प्राथमिक स्वास्थ्य केन्द्र .... जनसंख्या को कवर करता है।

One primary health centre covers population of ....

उत्तर 30000

69. एक उपकेंन्द्र .... जनसंख्या को कवर करता है।

One sub-centre covers population of ....

उत्तर 3000—5000

70. एक सामुदायिक स्वास्थ्य केन्द्र .... जनसंख्या को कवर करता है।

One community health centre covers population of ....

उत्तर 80000–120000

71. स्वच्छता को बढ़ावा देना ताकि स्वास्थ्य बना रहे, उसे .... कहते हैं।

Promoting cleanliness to maintain health is called ....

उत्तर हाइजीन (Hygiene)

72. जब रोग एक अंतराल पर अकेला, बिखरा हुआ पाया जाता है, उसे .... कहते हैं।

Incidence at intervals of single, scattered cases of disease is called ....

उत्तर स्पोरेडिक (Sporadic)

73. निर्जीव पदार्थ जो संक्रमण का अवशोषण करने तथा उसे स्थानांतरित करने में सक्षम होते हैं उन्हें .... कहते हैं।

Inanimate articles contaminated by infectious discharges from a patient and capable of harboring and transferring the infection are called ....

उत्तर फोमाइट्स (Fomites)

74. पाश्चुराईजेशन की प्रक्रिया द्वारा .... को जीवणु रहित बनाया जाता है। Pasteurization is a process of disinfection of ....

उत्तर दुग्ध (Milk)

75. पाश्चुराईजेशन में दूध को .... किया जाता है।
In pasteurization there is .... of milk.

उत्तर जल्दी गरम तथा जल्दी ठंडा (Rapid heating and rapid cooling)

76. पीने के पानी को विसंक्रमित करने के लिए .... नामक रसायन का प्रयोग किया जाता है।
Chemical named .... is used to disinfect the drinking water.

उत्तर क्लोरीन (Chlorine)

77. ट्यूबेक्टमी एक स्थायी .... गर्भनिरोधक विधि है।
Tubectomy is a permanent .... contraceptive method.

उत्तर स्त्री (Female)

78. संक्रमण के प्रति शरीर में प्रतिरोध बनने को .... कहते हैं।
Development of defense in body against infection is called ....

उत्तर प्रतिरक्षा (Immunity)

79. 20 सूत्रीय कार्यक्रम .... द्वारा चलाया गया।
20 point program was started by ....

उत्तर भारत सरकार (Indian Government)

80. .... समुदाय की सबसे पुरानी इकाई है।
.... is the oldest unit of community.

उत्तर परिवार (Family)

81. वायुमंडल दबाव को नापने के लिए .... का प्रयोग किया जाता है।
.... is used to measure the atmospheric pressure.

उत्तर बेरोमीटर (Barometer)

82. .... का टीका गहरे फ्रीजर में रखा जाता हैं।
.... vaccine are stored in deep freezer.

उत्तर OPV एवं Measles.

83. शरीर में कैल्शियम के पर्याप्त प्रयोग के लिए विटामिन .... आवश्यक होता है।
Vitamin .... is necessary for the proper use of calcium in the body.

उत्तर विटामिन सी (Vitamin C)

84. एनाफाइलेक्टिक शॉक .... प्रतिरक्षा का उदाहरण है।
Anaphylactic shock is an example of .... immunity.

उत्तर तात्कालिक (Immediate)

85. प्लाज्मोडियम फेल्सीपेरम का इन्क्युबेशन समय .... होता है।
Incubation period of plasmodium falciparum is ....

उत्तर 12 दिन (12 days)

86. वह कीट जो रोग को प्रसारित करते हैं उन्हें .... कहते हैं।
The insect which transmit a disease is known ....

उत्तर वेक्टर (Vector)

87. घेंघा रोग .... की कमी के कारण होता है।
Goiter is caused due to deficiency of ....

उत्तर आयोडीन (Iodine)

88. .... का शरीर में अवशोषण होने के बाद पुनः उपयोग होता रहता है।

.... after absorption continuously reused in the body.

उत्तर आयरन (Iron)

89. प्रोटीन एनर्जी कुपोषण .... वर्ष से कम आयु के बच्चों में पाया जाता है।

Protein energy malnutrition is found in children below .... years of age.

उत्तर पाँच (Five)

90. अंडर फाइव क्लीनिक में दो साल के बच्चे का वजन .... लिया जाता है।

In under five clinic weight of 2 years old child is taken every ....

उत्तर प्रत्येक 2 माह (2 month)

91. एनोफिलीज मच्छर .... पानी में प्रजनन करते है।
Anopheles mosquito breeds in .... water.

उत्तर साफ (Clean)

92. कुष्ठ रोग .... जीवाणु के कारण होता है।
.... bacteria is responsible for leprosy.

उत्तर माइकोबैक्टीरियम लैपरी (Mycobacterium laprae)

93. वह आहार जो सभी आवश्यक पोषकों की दैनिक मांग को पूरा करता है........................ आहार कहलाता है।

A diet containing all the necessary nutrients required for daily needs is called .... diet.

उत्तर संतुलित (Balanced)

94. घरेलू मक्खी रोगों का संचारण .... द्वारा करती है।
Housefly transmit diseases by ....

उत्तर वमनपात (Vomit drop)

95. एड्स रोग .... रोग है।
AIDS is .... disease.

उत्तर यौन संक्रमण (Sexually transmitted)

96. रैबीज का मुख्य लक्षण होता है ....
Main sign of rabies is ....

उत्तर हाइड्रोफोबिया (Hydrophobia)

97. न्यायसंगत वितरण .... का सिद्धांत है।
Equitable distribution is a principle of ....

उत्तर प्राथमिक स्वास्थ्य देखभाल (Primary health care)

98. सबके लिए स्वास्थ्य वर्ष .... में शुरू किया गया था।
Health for all was started in year ....

उत्तर 1977

99. पुरूष की स्थायी परिवार नियोजन सर्जरी को .... कहते हैं।
The permanent family planning surgery of male is called ....

उत्तर वैसेक्टमी (Vasectomy)

100. मध्यान्ह भोजन कार्यक्रम .... में शुरू हुआ।
Mid day meal programme was launched in year ....

उत्तर 1961

101. .... संयुक्त टीके का उदाहरण है:
.... is one example combined vaccine.

उत्तर डी.पी.टी. (DPT)

102 कमरे में कीटाणुशोधन के लिए सबसे अधिक सलाह दी जाने वाली गैस का नाम .... है।
The gas most commonly recommended for room disinfection is ....

उत्तर फॉर्मेलिन (Formalin)

103. माला एन और माला डी .... गर्भ निरोधक के उदाहरण हैं।
Mala N and Mala D is example of .... contraceptive.

उत्तर अस्थाई (Temporary)

104. परिसंवाद विशेषज्ञों द्वारा .... विषय पर भाषणों की श्रृंखला है।
Symposium is a series of speeches on .... subject by experts.

उत्तर एक (One)

105. विटामिन डी की कमी से बच्चों में .... हो जाता है।

Vitamin D deficiency can cause .... in children.

उत्तर रिकेट्स (Rickets)

106. एक प्राथमिक स्वास्थ्य केंद्र के तहत .... जनसंख्या आती है।

A primary health centre covers .... population.

उत्तर 30,000

107. जिस गंदे पानी में मानव मल शामिल न हो उसे .... कहते हैं।

Waste water which does not contain human excreta is known as ....

....

उत्तर वाहित जल (Sullage)

108. ट्रिकलिंग छनन विधि .... के शुद्धिकरण के लिए प्रयोग किया जाता है।

Trickling filter method is used for .... purification.

उत्तर सीवेज (Sewage)

109. हाउसफ्लाई का दूसरा नाम .... है।

Other name of housefly is ....

उत्तर मुस्का डोमेस्टिका (Musca domestica)

110. आर सी एच का पूरा नाम .... है।

Full form of RCH is ....

उत्तर प्रजनन एवं शिशु स्वास्थ्य (Reproductive and Child Health)

111. कोपलिक स्पॉट .... के मामले में देखा जाता है।

Koplik's spot is seen in the case of ....

उत्तर खसरा (Measles)

112. रोग की निरंतर जाँच जिससे बीमारी की पुनरावृत्ति न हो, को ....

.... कहा जाता है।

The continuous scrutiny of the factors that determine the occurrence and distribution of disease is called ....

उत्तर एपिडेमियोलोजी (Epidemiology)

113. सी.एस.एस.एम. का पूर्ण रूप है ....

Full form of C.S.S.M. is ....

उत्तर चाइल्ड सरवाइवल एण्ड सेफ मदरहुड (Child Survival and Safe Motherhood)

114. .... वह उपकरण जिससे हवा वेलोसिटी को मापा जाता है।

An instrument that measures the air velocity is called ....

उत्तर एनिमोमीटर (Anemometer)

115. दो तरफा सीखने की प्रक्रिया है ....

In two way communication learning process is ....

उत्तर डेमोक्रेटिक (Democratic)

116. शोर के माप को नापने की इकाई हैं ....
Unit for measuring noise is known as ....
उत्तर डेसिबल (Decibel)

117. टिटनेस करने वाला जीव है ....
The causative organism of tetanus is ....
उत्तर क्लोस्ट्रीडियम टिटनी (Clostridium Tetani)

118. एक महामारी जो देश से देश के साथ पूरी दुनिया भर में फैलती है ....
An epidemic which spreads from country to country or over the whole world is called ....
उत्तर पैनडेमिक (Pandemic)

119. ओ.आर.एस. का पूर्ण रूप है ....
Full form of O.R.S. is ....
उत्तर ओरल रिहाईड्रेशन सोल्यूशन (Oral Rehydration Solution)

120. ....एक आर.सी.ए. शौचालय में पानी की गहराई है।
The depth of water in a R.C.A. latrine is ....
उत्तर 20 meter

121. मनुष्य के चारों ओर के सभी बाह्य कारको को ....
कहते हैं।
External factors surrounding man are called ....
उत्तर वातावरण (Environment)

122. प्रतिदिन प्रति व्यक्ति को कम से कम .... लीटर पेय जल की आवश्यकता होती है।
We need atleast .... liters of drinking water per day.
उत्तर 2—3

123. वह संधिपाद जो संक्रामक कारक को संक्रमित व्यक्ति से स्वस्थ्य व्यक्ति तक स्थानान्तरित करता है, उसे .... कहते हैं।
An arthropod which transfers infectious agent from an infected person to a healthy host is called ....
उत्तर एजेंट (Agent)

124. मन्द रेत फिल्टर में .... मुख्य निस्यंदन माध्यम है।
.... is the main filtering medium in slow sand filter.
उत्तर वायटल परत (Vital layer)

125. क्लोरीन मिलाने के बाद जल में मुक्त अवशिष्ट क्लोरीन की मात्रा ज्ञात करने के लिए .... परीक्षण किया जाता है।
.... test is done to find out the amount of free residual chlorine in water after chlorination.
उत्तर ओर्थोटोलीडीन (Orthotolidine)

126. स्वास्थ्य शिक्षा के लिए चुने गये विषय पर विशेषज्ञों द्वारा भाषण माला को .... कहते हैं।

.... is a series of speeches of the selected subject for health education by experts.

उत्तर सिम्पोसियम (Symposium)

127. स्वास्थ्य शिक्षा के सिद्धान्तों में से एक सिद्धांत .... है।

One of the principles of health education is ....

उत्तर रूचि (Interest)

128. शरीर में रोग कारक के प्रवेश और नैदानिक चिन्ह व लक्षणों के प्रकट होने की अन्तराल अवधि को .... कहते हैं।

Time interval between the entry of the disease agent in the body and manifestation of clinical signs and symptoms is called ....

उत्तर Incubation period

129. मातृ एवं शिशु स्वास्थ्य देख–भाल का एक उद्देश्य .... स्वास्थ्य का उन्नयन है।

One aim of M.C.H. care is the promotion of .... health.

उत्तर प्रजनन (Reproductive)

130. .... सामुदायिक स्वास्थ्य परिचर्या की रीढ़ की हड्डी है।

.... is the backbone of community health nursing.

उत्तर गृह मुलाकात (Home visit)

131. The depth of the water seal in a R.C. H. latrine is ....

Ans 2 cm

132. Itch mite causes ....

Ans Scabies

133. Neon is an ....

Ans Inert gas

134. One gram of fat gives .... calories.

Ans 9 calories

135. Time interval between the entry of a disease agent in the body and apperance of signs and symptoms is called ....

Ans Incubation period

136. .... is the heart of slow sand filter.

Ans Vital layer

137. Vitamin D is .... soluble vitamin.

Ans Fat

138. Tube light gives less .... than filament lamps.

Ans Heat

139. B.C.G. vaccine is given to prevent .... disease.

Ans Tuberculosis

140. .... is the backbone of public health nursing.

Ans Home visit

141. सभी को स्वास्थ्य सन् .... तक मनाया जाता है।

Health for all has been extended by the year ....

उत्तर 2000

142. विश्व स्वास्थ्य संगठन की स्थापना .... में हुई थी।

W.H.O. was established in the year ....

उत्तर 1948

143. शिशु के स्तनपान छुड़ाने को .... कहते है।

Withdrawing of infant from breast feeding is known as ....

उत्तर Weaning

144. अन्तर्राष्ट्रीय एड्स दिवस .... को मनाया जाता है।

International AIDS day is celebrated on ....

उत्तर 1st December

145. मरास्मस का कारण .... की कमी है।

Marasmus is caused due to the deficiency of ....

उत्तर Protein

146. .... वैक्सीन वायरल हेपेटाइटिस के लिए दी जाती है।

Vaccine is given for viral hepatitis ....

उत्तर HBIG

147. महिला की स्थायी नसबंदी ऑपरेशन को .... कहते हैं।

Operation for permanent sterilization in female is called ....

उत्तर Tubectomy

148. मलेरिया .... के कारण होता है।

Malaria is caused by ....

उत्तर Parasite

149. स्केबीज का कारण .... है।

Scabies disease caused by ....

उत्तर Mite

150. पैलेग्रा .... की कमी से होता है।

Pellagra is caused by deficiency ....

उत्तर Nicotinic acid

TRUE AND FALSE

1. आयोडीन की कमी से स्कर्वी होता है।
   Scurvy is a deficiency disease of iodine.

उत्तर गलत

2. काली खाँसी की रोकथाम के लिए बी.सी.जी. का टीका दिया जाता है।
   B.C.G. vaccine is given to prevent whooping cough.

उत्तर गलत

3. एमिनो एसिड प्रोटीन की छोटी इकाई है।
   Amino acid is the simplest unit of protein.

उत्तर सही

4. ओ.आर.एस. का अर्थ है ओरल रिहाईड्रेशन थेरेपी।
   O.R.S. means oral rehydration therapy.

उत्तर सही

5. फाईलेरिया मादा एनेफिलीस मच्छर द्वारा फैलती है।
   Filaria is spread by female anopheles mosquito.

उत्तर गलत

6. शोर को मापने की इकाई डेसीबल होती है।
   Unit to measure noise is called decibel.

उत्तर सही

7. खसरे का टीका जन्म के समय दिया जाता है।
   Measles vaccine is given at the time of birth.

उत्तर गलत

8. M.M.R. का टीका सिर्फ खसरे के लिए दिया जाता है।
   M.M.R. vaccine is given only for measles.

उत्तर गलत

9. विश्व स्वास्थ्य संगठन एक अंतर्राष्ट्रीय संस्था है।
   World Health Organization is an international organization.

उत्तर सही

10. एड्स रोग HIV वाइरस के कारण होता है।
    AIDS is caused by HIV virus.

उत्तर सही

11. एक हजार लीटर पानी शुद्ध करने के लिए 2.5 किलोग्राम ब्लीचिंग पाउडर की आवश्यकता होती हैं।
    To purify one thousand litre water 2.5 kilogram bleaching powder is required.

उत्तर गलत

12.   शरीर में हुकवर्म पैर के तलवे की त्वचा द्वारा प्रवेश करता है।
Hookworm enter the body through the sole of the foot skin.

उत्तर सही

13.   क्वाशियोरकोर कार्बोहाइड्रेट की कमी के कारण होता है।
Kwashiorkor is caused due to deficiency of carbohydrate.

उत्तर गलत

14.   कूड़े को जलाने की विधि को इंसिनरेशन कहते है।
Method of burning waste is called incineration.

उत्तर सही

15.   क्षयरोग की रोकथाम के लिए बी.सी.जी. का टीका लगाया जाता है।
B.C.G. vaccine is given to prevent tuberculosis.

उत्तर सही

16.   विडाल टेस्ट कॉलरा की जाँच के लिए किया जाता है।
Widal test is done to diagnose cholera.

उत्तर गलत

17.   एक ग्राम वसा में 4 कैलोरी उर्जा होती है।
1 gm of fat contain 4 calorie energy.

उत्तर गलत

18.   एक सामुदायिक स्वास्थ्य केन्द्र में 30 बिस्तर होते हैं।
One community health centre have 30 bedded.

उत्तर सही

19.   छानकर पानी की कठोरता को अस्थाई रूप से समाप्त किया जा सकता है।
Filtration is a method used for temporary removal of hardness of water.

उत्तर गलत

20.   किसी रोग, स्वास्थ्य संबंधी व्यवहार या अन्य स्वास्थ्य संबंधी घटनाओं का किसी समुदाय या क्षेत्र में अचानक अधिक संख्या में पाया जाना महामारी कहलाता है।
An outbreak of disease in a community in cases of normal expectation is called epidemic.

उत्तर सही

21.   सूक्ष्मजीव सभी जगह पाए जाते हैं।
Microorganisms are found in all places.

उत्तर सही

22.   क्षयरोग दूषित पानी पीने से होता है।
Tuberculosis is caused by contaminated water.

उत्तर गलत

23   दुग्ध पश्चुराईजेशन की प्रभावशीलता जाँचने के लिए फॉसफेट टेस्ट किया जाता है।
Phosphate test is done to test the efficacy of pasteurization of milk.

उत्तर सही

24.   लायसिन एमीनो एसिड गेंहू में नहीं पाया जाता है।
Lysin amino acid is deficient in wheat.

उत्तर सही

25.   ब्रुसिलोसिस पानी में पैदा होने वाला रोग है।
Brucellosis is a water borne disease.

उत्तर गलत

26.   ICDS स्कीम 1970 में प्रारंभ हुई थी।
ICDS scheme was started in year 1970.

उत्तर गलत

27.   ऑर्थोटोलीडाइन टेस्ट पानी में क्लोरीन की मात्रा जाँचने के लिए किया जाता है।
Orthotolidine test is used for detecting chlorine in water.

उत्तर सही

28.   ट्रिकलिंग फिल्टर विधि सीवेज के प्राथमिक उपचार में प्रयोग की जाती है।
Trickling filter method is used for primary treatment of sewage.

उत्तर गलत

29.   कालाजार का वेक्टर सेंड मक्खी होती है।
Vector of kala azar is sand fly.

उत्तर सही

30.   जापानी एनसेफलायटिस एडीज मच्छर द्वारा फैलता है।
Japanese encephalitis is spread by Aedes mosquito.

उत्तर गलत

31.   आइसबर्ग की तैरती टिप का अर्थ होता है क्लीनिकल केस।
Floating tip of the iceberg represents the clinical cases.

उत्तर सही

32.   वह प्रतिरक्षा जो बोन मेरो के लिम्फोसाइट से आती है उसे सैल्युलर प्रतिरक्षा कहते हैं।

The immunity that comes from the bone marrow derived lymphocytes is called cellular immunity.

उत्तर गलत

33.   परिवार के बारे में जानने के लिए नर्स के पास सबसे अच्छा अवसर गृह मुलाकात का होता है।
The best opportunity a nurse have to know about the family is during home visits.

उत्तर सही

34. छोटी माता का आखिरी केस सन् 1977 में दुनिया में रिपोर्ट किया गया।
    The last case of small pox was reported in the world in 1977.

उत्तर सही

35. कोपलिक स्पोट रूबेला में पाया जाता है।
    Koplik's spot are seen in rubella.

उत्तर गलत

36. शिक टेस्ट मैनिंजाइटिस के लिए किया जाता है।
    Schick test is done in meningitis.

उत्तर गलत

37. स्वास्थ्य शिक्षा प्राथमिक स्वास्थ्य देखभाल का एक घटक है।
    Health education is a component of primary health care.

उत्तर सही

38. प्राथमिक स्वास्थ्य देखभाल मतलब स्वास्थ्य सबके लिए।
    Primary health care is health for all.

उत्तर सही

39. पहाड़ी क्षेत्र में 1000 जनसंख्या पर एक उपकेन्द्र होता है।
    A sub centre in a hilly area caters to a population of 1000.

उत्तर गलत

40. पहाड़ी क्षेत्र में एक PHC 20000 जनसंख्या को कवर करता है।
    In hilly areas one PHC covers the population of 20000.

उत्तर सही

41. बहुउद्देशीय स्वास्थ्य कार्यकर्ता उपकेन्द्र में कार्यरत होता है।
    Multipurpose health worker is present in sub-centre.

उत्तर सही

42. दुग्ध में आयरन की भरपूर मात्रा होती है।
    Milk is a rich source of iron.

उत्तर गलत

43. मोतियाबिन्द अंधेपन का मुख्य कारण होता है।
    The most common cause of blindness in India is cataract.

उत्तर सही

44. शरीर में HIV संक्रमण से लेकर एड्स होने तक को काल का विन्डो अवधि कहते हैं।
    The period from HIV infection of body to the diagnosis of AIDS is known as Window period.

उत्तर गलत

45. कुष्ठ रोग माँ से बच्चे को जन्म के समय फैलता है।
    Leprosy is transmitted to newborn by mother during child birth.

उत्तर गलत

46. गलसुआ की मुख्य जटिलता ओर्कांइटिस होती है।
Orchitis is the main complication of mumps.

उत्तर सही

47. इन्फ्लूएन्जा ए एक पैनडेमिक रोग है।
Influenza A is pandemic disease.

उत्तर सही

48. एड्स का विषाणु होता है पैरामैक्सो विषाणु।
Causative organism of AIDS is paramyxo virus.

उत्तर गलत

49. टायफाइड टीका राष्ट्रीय टीकाकरण सूची के अनुसार दिया जाता है।
Typhoid vaccine is administered according to the national immunization schedule.

उत्तर गलत

50. सार्वभौमिक टीकाकरण कार्यक्रम वर्ष 1985 में प्रारंभ किया गया।
Universal immunization program was started in year 1985.

उत्तर सही

51. उपलब्ध एंटीबॉडी को देने से शरीर में सक्रिय प्राकृतिक प्रतिरक्षा बनती है।
Administration of readymade antibody creates active acquired immunity.

उत्तर गलत

52. परट्यूसिस को काली खाँसी भी कहते हैं।
Pertusis is also known as whooping cough.

उत्तर सही

53. अंतर्राष्ट्रीय एड्स दिवस 1 जनवरी को मनाया जाता है।
International AIDS day is celebrated on 1st January.

उत्तर गलत

54. जॉन स्त्रो को एपिडेमियोलोजी का पिता कहा जाता है।
John Snow is known as the father of epidemiology.

उत्तर सही

55. जोखिम कारकों की रोकथाम को प्राथमिक रोकथाम कहते हैं।
Prevention of risk factors of a disease is called primary prevention.

उत्तर सही

56. ओ.पी.वी. एक जिंदा कमजोर टीका है।
O.P.V. is a live attenuated vaccine.

उत्तर सही

57. चिकित्सकीय गर्भपात गर्भावस्था के 20 वें हफ्ते तक ही किया जा सकता है।
Medical termination of pregnancy can be done only till 20th week of pregnancy.

उत्तर सही

58. इन्फ्लूएंजा का टीका नाक में ड्राप डालकर दिया जाता है।
Influenza vaccine is administered as nose drop.

उत्तर सही

59. HBs Ag हिपेटायटिस बी का एपिडेमियोलोजिकल मार्कर है।
HBs Ag is the epidemiological marker of Hepatitis B.

उत्तर सही

60. डाट्स थेरेपी कुष्ठरोग में दी जाती है।
DOTS therapy is given in leprosy.

उत्तर गलत

61. डॉट्स थेरेपी का पूरा नाम है डायरेक्टली ऑवजर्बड थेरेपी–शॉर्ट कोर्स
Full form of DOTS therapy is directly observed therapy short course.

उत्तर सही

62. काली खाँसी का कैरियर नहीं होता है।
Carriers are not found in whooping cough.

उत्तर सही

63. अल्मा आटा सम्मेलन वर्ष 1978 में हुआ था।
Alma ata conference was held in year 1978.

उत्तर सही

64. एक आंगनवाडी कार्यकर्ता को चार महीने का प्रशिक्षण दिया जाता है।
An anganwadi worker is trained for 4 months.

उत्तर सही

65. कम्पोस्टिंग कचरे के निष्कासन की एक विधि है।
Composting is a method of refuse disposal.

उत्तर सही

66. ए.वी. एड्स स्वास्थ्य शिक्षा में आवश्यक नहीं हैं।
AV aids are not necessary for health education.

उत्तर गलत

67. ओ.आर.एस. को घर पर तैयार किया जा सकता है।
O.R.S. can be prepared at home.

उत्तर सही

68. सामुदायिक स्वास्थ्य केन्द्र में 4 विशेषज्ञ चिकित्सक रहते हैं।
At community health centre four specialist doctors are present.

उत्तर सही

69. सामुदायिक स्वास्थ्य केन्द्र में कुल स्टाफ़ संख्या 25 होती है।

At community health center total number of staff present is 25.

उत्तर सही

70. शुद्ध हवा में 20.93% ऑक्सीजन होती है।

Fresh air contains 20.93% of oxygen.

उत्तर सही

71. रोशनी की तीव्रता को फुट कैंडल इकाई द्वारा मापते हैं।

The intensity of light is measured by foot candles unit.

उत्तर सही

72. एक सतही कुआँ पानी का सबसे अच्छा स्त्रोत है।

A shallow well is known as an ideal source of water.

उत्तर गलत

73. एपिडेमियोलोजिकल त्रिकोण में किसी एक घटक की अनुपस्थिति रोग को होने से रोक सकती है।

Absence of any one of epidemiological triad can stop the occurrence of disease.

उत्तर गलत

74. स्वस्थ रहने के लिए हमेशा पोलिस्ड चावल खाने चाहिए।

Always eat polished rich to stay healthy.

उत्तर गलत

75. ऑक्सीडेशन तालाब सीवेज उपचार की एक विधि है।

Oxidation pond is a method of sewage treatment.

उत्तर सही

76. 100 ग्राम दूध में 15 से 50 ग्राम प्रोटीन होता है।

100 gm milk contains 15 to 50 gm protein.

उत्तर गलत

77. वीनिंग जन्म के दो महीने बाद से आरंभ कर देनी चाहिए।

Weaning should be started after two months of birth.

उत्तर गलत

78. सामान्य नवजात शिशु का जन्म के समय वजन 2.5 किलोग्राम या अधिक होना चाहिए।

Normal weight of a newborn body at the time of birth should be 2.5 kg or more.

उत्तर सही

79. अंडर फाइव क्लीनिक पाँच वर्ष से कम आयु के बीमार बच्चों का उपचार करता है।

Under five clinic provides treatment to the sick children under five years of age.

उत्तर गलत

80. भारत में प्राथमिक स्वास्थ्य देखभाल, प्राथमिक स्वास्थ्य केन्द्र तथा उपकेन्द्र द्वारा दी जाती है।

In india primary health care is provided by primary health centre and sub centre.

उत्तर सही

81. औद्योगिक कचरे से जल प्रदूषण होता है।

Water pollution is caused by industrial waste.

उत्तर सही

82. ग्रामीण क्षेत्रों में अपशिष्ट जल के निस्तारण की सबसे अच्छी विधि सोख्ता गड्ढो का निर्माण हैं।

In rural areas the disposal of waste water is best done by the method of soakage pits construction.

उत्तर सही

83. महामारी होने पर टीकाकरण करना चाहिए।

Immunization should be done at the outbreak of epidemic.

उत्तर सही

84. सीवेज को हानिरहित बनाने की विधि में जीवाणुओं की आवश्यकता होती है।

To make sewage harmless] microorganisms are required.

उत्तर सही

85. पानी की अस्थायी कठोरता को उबालकर दूर नहीं कर सकते है।

Hardness of water can not be removed temporarily by boiling it.

उत्तर गलत

86. कृत्रिम आहार पाने वाले शिशु में अपावशोषण अधिक पाया जाता है।

Child getting artificial feeding has high malabsorption.

उत्तर सही

87. उन्मूलन का अर्थ है—जड़ से निकाल देना।

Eradication means pulling out by the roots.

उत्तर सही

88. एपिडेमियोलोजी का अध्ययन स्वास्थ्य समस्याओं के नियंत्रण में प्रयोग किया जाता है।

Epidemiological studies are used to control the health problems.

उत्तर सही

89. दस्त से पीड़ित बच्चों को स्तनपान नहीं कराना चाहिए।
Diarrhoea suffering children should not be breastfeed.
उत्तर गलत

90. किसी क्षेत्र में एक रोग का बार–बार होना स्थानिक बीमारी कहलाता है।
In a particular region recurrence of a disease is called endemic.
उत्तर सही

91. प्राकृतिक प्रतिरक्षा वह प्रतिरक्षा है जो एक व्यक्ति में जन्म से उपस्थित होती है।
Natural immunity is an immunity which is present right from the birth.
उत्तर सही

92. सेप्टिक टैंक शौचालय पीने के पानी को दूषित नहीं करता है।
Septic tank latrine does not contaminate drinking water.
उत्तर सही

93. बीमारी उत्पन्न करने वाले सूक्ष्मजीवों को रोगाणु कहते हैं।
Micro-organisms causing disease are called pathogens.
उत्तर सही

94. क्लोरीन गैस जीवाणुओं को नष्ट करती है।
Chlorine gas kills micro-organisms.
उत्तर सही

95. प्राथमिक स्वास्थ्य केन्द्र परिवार नियोजन की सेवाएँ प्रदान करता है।
Primary health centre provides services of family planning.
उत्तर सही

96. जनगणना प्रत्येक 10 वर्ष के अंतराल पर की जाती है।
Census is done at the interval of 10 years.
उत्तर सही

97. प्रोटीन को शरीर की निर्माण इकाई भी कहा जाता है।
Protein is also called as building block unit of body.
उत्तर सही

98. विटामिन डी एवं ई पानी में घुलनशील विटामिन हैं।
Vitamin D and E are water soluble vitamin.
उत्तर गलत

99. बिटोट स्पॉट विटामिन बी-12 की कमी से होता है।
Deficiency of Vitamin B-12 causes Bitots spot.
उत्तर गलत

100. मलेरिया के उपचार में क्लोरोकुईन दवा देते हैं।
Chlorquine is given for the treatment of malaria.
उत्तर सही

101. परिवार कल्याण का मतलब है परिवार नियोजन।

Family welfare means family planning.

उत्तर सही

102. आरसीएच और सीएसएसएम, एमसीएच के हिस्से हैं।

RCH and CSSM are the parts of MCH.

उत्तर सही

103. जीव-जन्तुओं से मानव में रोग और संक्रमण प्रेषित होने को जूनोसेस के नाम से जाना जाता है।

The disease and infection transmitted to man from vertebrates is known as Zoonoses.

उत्तर सही

104. प्राथमिक स्वास्थ्य देखभाल पर एक अंतर्राष्ट्रीय सम्मेलन अल्मा-अटा ब्रिटेन में आयोजित किया गया था।

An International Conference on Primary Health Care was held in Alma-ata UK.

उत्तर गलत

105. माँ और बच्चों की कुल जनसंख्या में लगभग 65 प्रतिशत आबादी है।

Mother and children comprises about 65% of total population.

उत्तर सही

106. टीकाकरण कार्ड संचयी रिकॉर्ड का एक उदाहरण हैं।

Immunization card is an example of cumulative record.

उत्तर सही

107. वृद्धि का मूल्यांकन पोषाहार ऐन्थ्रोपोमेट्री के रूप में जाना जाता है।

Assessment of growth is known as Nutritional Anthropometry.

उत्तर सही

108. एंटीजन एक पदार्थ है जो एंटीबॉडी को पैदा करने के लिए शरीर को उत्तेजित करता है।

Antigen is a substance which stimulates the body to produce antibodies.

उत्तर सही

109. आंवला विटामिन बी का एक अच्छा स्त्रोत है।

Amla is good source of vitamin B.

उत्तर गलत

110. टिटनस के जीवाणु बनाने वाले बैक्टीरिया को उबाल कर नष्ट किया जा सकता है।

Spore forming bacteria of tetanus can be destroyed by boiling.

उत्तर गलत

111.   शिशु मृत्यु दर एक स्वास्थ्य संकेतक है।

Infant mortality rate is a health indicator.

उत्तर सही

112.   बिटाट चित्तियाँ विटामिन बी कमी से होती है।

Bitot's spot is caused by the deficiency of vitamin B complex.

उत्तर गलत

113.   दूध एक संपूर्ण आहार है।

Milk is the complete food.

उत्तर सही

114.   स्टेडिंग आदेश के अनुसार ''एपिसटेकसिस'' में रोगी को एकदम सीधा बैठाकर उसका सिर थोड़ा सामने की ओर झुकाया जाता है।

In case of epistaxis, the standing order is to make the patient sit erect with head bent forward.

उत्तर सही

115.   एक प्राथमिक स्वास्थ्य केन्द्र 3000—5000 आबादी की देखभाल करता है।

One primary health centre looks after 3000-5000 population.

उत्तर गलत

116.   गर्भावस्था में महिला की देखभाल को प्रसवोत्तर देखभाल कहते हैं।

Postnatal care is the care given to mother during pregnancy.

उत्तर गलत

117.   फोमाइट्स रोगी के संक्रमित निस्सरण से संसर्गित भोजन होता

Fomites are foods contaminated by infectious discharge from a patient.

उत्तर गलत

118.   भवनों में ध्वनि अवशोषण पदार्थों का प्रयोग कर शोर संचरण को रोका जा सकता है।

Use of sound absorbing materials in buildings can prevent noise transmission.

उत्तर सही

119.   लगातार अत्यधिक शोर से स्थायी बहरापन हो सकता है।

Continuous exposure to loud noise can cause permanent deafness.

उत्तर सही

120.   स्वास्थ्य शिक्षा एक व्यक्ति में पुरानी इच्छाओं को उद्दीपित करती है।

Health education stimulates primitive habits in a person.

उत्तर सही

121.   Dengue fever is transmitted by anopheles mosquito.

Ans   False

122. An epidemic which spreads from country to country is known as sporadic.

Ans   False

123. Solid that settles down by gravity in the primary sedimentation tank of sewage disposal is known as effluent.

Ans   False

124. Vitamin A found in vegetables is known as carotene.

Ans   True

125. Starch is a reserve carbohydrate that stimulates the formation of an antigen.

Ans   False

126. Antibody is a substance that stimulates the formation of an antigen.
Ans   False

127. Disease that is transmitted through direct contact is called contagious disease.

Ans   True

128. One sub centre looks after 3000–5000 population.
Ans   True

129. Home visit should be planned and purposeful.

Ans   True

130. Full form of I.C.D.S. is Indian children development scheme.
Ans   False

131. प्रोटीन की कमी से रतौंधी होती है।

Night blindness is caused due to the deficiency of protein.

उत्तर   गलत

132. विटामिन डी पानी में घुलनशील होता है।

Vitamin D is water soluble.

उत्तर   गलत

133. हरी पत्तेदार सब्जियों में विटामिन ए प्रचुर मात्रा में मिलती है।

Ample vitamin A is found is green vegetables.

उत्तर   सही

134. एक प्राथमिक स्वास्थ्य केन्द्र 5000 जनसंख्या पर होता हैं।

One PHC covers 5000 population.

उत्तर   गलत

135. एन्टीनेटल केयर माता को प्रसव के समय दी जाती है।

Antenatal care given to the mother during labour.

उत्तर   गलत